Mosaik

PSYCHOSOMATISCHER RATGEBER

Kopfschmerzen und Migräne

Herausgegeben von Dr. Günther Lippler

Text: Dr. Harald Kinadeter, Wolfgang Möhring und Thomas Poppe

Mosaik Verlag

Illustrationen von Gisela Gronych

Der Mosaik Verlag ist ein Unternehmen
der Verlagsgruppe Bertelsmann

 / 5 4 3 2 1
Einbandgestaltung: Studio Schübel
Satz: Filmsatz Schröter GmbH, München
Druck und Bindung: Alcione, Italien
ISBN 3-570-03501-8 · Printed in Italy

INHALT

ZUR REIHE

Hervorragende Ärzte verhindern Krankheiten.
Mittelmäßige Ärzte behandeln noch nicht ausgebrochene Krankheiten.
Unbedeutende Ärzte kümmern sich um bestehende Krankheiten.
(Chinesisches Sprichwort, 2000 v. Chr.)

Manchmal erinnern mich medizinische Ratgeber an ausgefeilte Plädoyers vor einem unsichtbaren Gericht: »Schulmedizinisch« orientierte Autoren reiten offen oder versteckt Attacken gegen die »unwissenschaftliche« Naturheilkunde und Homöopathie, Vertreter »progressiver« oder »althergebrachter« Heilweisen verteidigen sich gegen die ebenso oft gerechtfertigten wie unbegründeten Angriffe der orthodoxen Medizin; und beide Richtungen sehen herab oder bekämpfen gar neue oder wiederentdeckte Erkenntnisse der Psychosomatik, einer Wissenschaft, die die Einheit und gegenseitige Beeinflussung von Psyche und Körper studiert und deren Grundgedanke bis in die Antike zurückreicht.

Die Bücher der Reihe »Der Arzt in dir« wollen bewußt anders sein. Hier sind Sie angesprochen, lieber Leser und liebe Leserin. Nicht in erster Linie als »Patient«, als Ansammlung verschiedener Zellverbände, »Organe« genannt, von denen hin und wieder oder gar dauernd eines oder mehrere nicht »funktionieren«: eben nicht als »Maschine«, als die uns die Medizin heutzutage manchmal betrachtet. Auch nicht als willenloser Sklave Ihrer Gefühls- und Denkmuster, die von der Psychosomatik in vieler Hinsicht als krankmachend identifiziert wurden. Hier sind Sie als Mensch angesprochen.

Die Tatsache, daß Sie sich dieses Buch gekauft haben, ist Beweis dafür, daß Sie zu der ständig wachsenden Gruppe von Menschen gehören, die bereit sind, für ihre Gesundheit und damit für ihr Leben Verantwortung zu übernehmen. Und dabei können Ihnen die einzelnen Bände dieser Reihe in vielfältiger Weise Hilfestellung leisten: nicht als autoritärer »Ratgeber«, sondern als freundschaftlicher Begleiter auf einem Weg, den Sie sich selbst gewählt haben.

Noch ein Wort zur »Psychosomatik«: Die Psychosomatik ist als Reaktion auf die Erkenntnis entstanden, daß Kranksein nicht nur ein körperlicher, sondern auch ein psychischer Prozeß ist. Krankheiten werden fast immer im geistig-seelischen Bereich »vorbereitet«: psychische Fehlhaltungen schaffen die »Bereitschaft« zu erkranken, bereiten den krankmachenden Erregern den Boden. Kranksein ist also fast nie »Zufall«, sondern eine Art Ernte für Dinge, die teils mit unserer Lebensgeschichte, teils mit unserer Lebensgegenwart, mit der Art, wie wir unser Leben führen, zusammenhängen bzw. aus ihr resultieren.

Die Autoren und ich selbst, wir sind uns völlig im klaren darüber, daß die Erkenntnis, Krankheit sei kein Unglück, das uns aus »heiterem Himmel« überfällt, sondern fast immer die Ernte dessen, was wir – bewußt oder unbewußt – gesät haben –, daß diese Erkenntnis den meisten Menschen sehr schwer fällt. Aber bitte nehmen Sie diesen Hinweis an: Diese Erkenntnis ist es, die Heilung bringt, so schmerzhaft sie auch sein mag!

Lassen Sie mich eine kleine Provokation aussprechen: Kein Arzt der Welt kann einen Menschen heilen! Er kann nur dem Patienten helfen, die richtige, positive Haltung dem Leben gegenüber zu entwickeln – eine Haltung, die dafür sorgt, daß Krankheiten gar nicht erst entstehen können. Dazu muß er sie natürlich selbst besitzen. Oder wenn es doch einmal dazu kommt, Krankheit als das zu betrachten, was sie *auch* ist: als eine Herausforderung an den Menschen, sich mit dem Ungleichgewicht zu befassen, in dem er sich befindet, und diesem Ungleichgewicht auf den Grund zu gehen, ganz gleich, ob er die Wurzeln in einer nachlässigen, falschen Ernährung oder in seinem Herzen findet.

Die psychosomatischen Ratgeber wollen Ihnen dabei helfen, dieser Herausforderung zu begegnen.

Dr. med. Günther Lippler

VORWORT DER AUTOREN

Unsere Vorfahren wußten es besser. Ihre heilkundigen Frauen, Priesterärzte, Schamanen und Medizinmänner handelten und heilten nach der Erkenntnis, daß wir Menschen keine Maschinen sind. Daß wir mehr sind als ein schlecht und recht aufeinander eingespieltes System von Knochen, Nerven, Muskeln und Organen, zusammengehalten von »zufällig« entstandenen Naturgesetzen.

Selbstverständlich bildet unsere Körperchemie und -physik einen wichtigen Bestandteil unseres Seins in dieser Welt. Man könnte deshalb den Körper mit einem verläßlichen und robusten Fahrzeug vergleichen, das einer gewissen Pflege bedarf, um seine volle bzw. altersentsprechende Leistung bringen zu können, das regelmäßig »Benzin« in Form von Sauerstoff und gesunder Nahrung braucht. Das vorherrschende naturwissenschaftliche Weltbild nun hat uns fast vergessen lassen, daß unser Vehikel einen »Fahrzeuglenker« besitzt: unser Denken, unsere Gefühle, unseren Geist.

Unsere Psyche ist es, die über das Schicksal unseres Körpers entscheidet, die seine Gesundheit, seine Leistungsfähigkeit und seine Freude am Leben mitbestimmt.

Die heutige Medizin befindet sich in der Position einer Autowerkstatt, die sich mit dem Zustand des Fahrzeugs zu befassen hat. Dafür sind ihre Mechaniker – um einen harten, aber durchaus gerechtfertigten Ausdruck für Ärzte zu gebrauchen – ausgebildet worden, denn das »mechanistische« Erklärungsmodell für menschliche Krankheiten wirkt bis heute nach. Die Werkstatt hat keinerlei Interesse daran, zu fragen, warum das eine oder andere Fahrzeug immer wieder bei ihr landet oder gar als »nicht mehr vollständig reparierbar« eingestuft wird. Außerhalb der Werkstatt, der Arztpraxis, hört ihr Interesse auf.

Viele Gründe lassen sich für diesen eigentlich untragbaren Zustand nennen, der von dem renommierten Psychosomatiker Hubert Scharl sogar als »chronischer Kunstfehler« bezeichnet worden ist. Unsere Absicht ist es jedoch nicht, mit diesem Buch eine heroische Attacke auf die heutige Medizin zu reiten. Das tun andere schon zur Genüge, und wir können ihren Argumenten kaum etwas hinzufügen.

Unser Ziel ist ein anderes: Wir wollen ein Gespräch mit dem Fahrzeuglenker führen, wir wollen ihm Hilfestellung dabei leisten, den Gang zur Werkstatt zu vermeiden, denn unser Körper ist, was seine »Wartungs- und Reparaturbedürftigkeit« betrifft, ein wahres Wunderwerk. Über Jahre und Jahrzehnte hinweg verzeiht er eine Vielzahl von Fehlern: falsche Ernährung, Bewegungsmangel, Alkohol- und Nikotinmißbrauch, Streß und vieles mehr.

Wir wenden uns an Sie, lieber Leser und liebe Leserin, als ein Ganzes, als ein Wesen, das Körper, Geist und Seele besitzt. Elemente, die sich gegenseitig durchdringen und beeinflussen. Sie werden sehr wahrscheinlich überrascht sein über die bunte Vielfalt von Hinweisen und Ratschlägen, die für Sie vielleicht auf den ersten Blick gar nichts mit Kranksein und Gesundwerden zu tun haben. Sie werden Ratschläge für eine gesunde Ernährung, humorvolle Anekdoten, Entspannungstechniken, Imaginationsübungen und kurze Exkurse zu so »therapiefremden« Dingen wie Freundschaft, Aufmerksamkeit und Lebensstil finden.

Wir haben das Beste zusammengetragen, was Schulmedizin, Psychosomatik, Naturheilkunde und vor allem der gesunde Menschenverstand zum Thema des Buches, zu Ihren Kopfschmerzen oder Ihrer Migräne zu sagen haben.

Um ein guter Fahrer zu werden, ein erfahrener und wohlwollender »Chef« Ihres Körpers, müssen Sie zuerst wissen, wie Ihr Fahrzeug funktioniert, welche Grenzen der Belastbarkeit es besitzt, unter welchen Bedingungen es seine volle Leistungsfähigkeit an den Tag legt. Dann müssen Sie sich selbst besser kennenlernen, sich beobachten, in welcher Weise und warum Sie ihr Fahrzeug, ihren Körper immer wieder zu sehr belasten, so daß eine Fahrt oder gar ein »Abgeschlepptwerden« in die Werkstatt wahrscheinlich wird.

Wir sind uns im klaren darüber, daß wir mit diesem Buch eigentlich etwas sehr Schwieriges, vielleicht sogar Unmögliches versuchen. Wir wollen Ihnen eine Lösung für Probleme anbieten, für die Sie augenscheinlich schon eine »Lösung« gefunden haben: nämlich Ihre Krankheit! Die Selbsterkenntnis, die ein Fahrer braucht, um zu realisieren, daß er selbst es ist, der die Verantwortung für den Defekt an seinem Fahrzeug trägt, ist oft sehr schmerzhaft. Es ist halt viel einfacher, bei einer Krankheit die Bakterien, die Sachzwänge, den »Streß«, den Zufall dafür verantwortlich zu machen, daß es so kommen mußte. Oft ist der Ausbruch einer Krankheit auch eine Art Flucht vor der Selbsterkenntnis, vor dem kühlen, objektiven Blick in den Spiegel, der die eigentliche Ursache der meisten Krankheiten enthüllen würde: unsere Psyche, unsere Haltung dem Leben gegenüber, wir selbst.

»Psychosomatischer Ratgeber« haben wir dieses Buch genannt. Was ist eigentlich Psychosomatik? Seit den fünfziger Jahren kennen wir diesen Begriff durch die Arbeiten der Forscher Viktor von Weizsäcker, Jakob Johann von Uexküll und Arthur Jores. Vor allem Arthur Jores lehrte: Psychosomatik ist der »psychologische Zugang zur Krankheit«, zu den Sinnzusammenhängen, in denen die Krankheit auftritt. Sein Ansatz basiert auf der Erkenntnis, daß körperliches Krankheitsgeschehen fast immer im geistigen Bereich vorbereitet wird: mentale Fehlhaltungen, destruktive Denkgewohnheiten und Gefühlsmuster verändern die Organfunktion und schaffen damit die Bereitschaft zu erkranken und bereiten krankmachenden Erregern den idealen »Nährboden«. Krankheit wird prinzipiell nicht als »Zufall« gesehen, sondern als ein Ereignis, das mit der inneren Lebensgeschichte und mit der Verarbeitung von kindlichen Erfahrungen und Erlebnissen des Patienten zusammenhängt. Die Krankheit ist also eine direkte Folge geistigen Geschehens, das sich in krankmachenden Verhaltensweisen, in einem falschen Umgang mit dem »Fahrzeug« Körper niederschlägt, wobei dieser Zusammenhang meist unbewußt bleibt.

Die Psychosomatik ist so etwas wie eine Rückbesinnung auf verlorengegangenes Wissen, ein Versuch, der Medizin aus ihrer Misere, in die sie das »wissenschaftlich-mechanistische« Weltbild gebracht hat, herauszuhelfen. Dieser rechtschaffene Versuch hat nur einen Haken: Ein Versäumnis zu erkennen, ist eine Sache, die nötigen Instrumente zu seiner Behebung zu entwickeln, eine andere. Das Therapieangebot der Psychosomatik erschöpft sich heute noch in Methoden, die größtenteils der modernen Psychotherapie entlehnt sind: Gesprächstherapie, Psychoanalyse etc.

Wir stehen diesen Methoden insofern kritisch gegenüber, als ihnen allen ein Faktor gemeinsam ist: Es fehlt die Hilfestellung bei der Beantwortung der Frage »Welchen Sinn hat mein Leben?« Wie wichtig diese Frage ist, das beschreibt der amerikanische Psychotherapeut und Gehirnforscher Arthur Deikman in seinem Buch »Therapie und Erleuchtung«:

»Die Menschen brauchen einen Sinn im Leben. Haben sie ihn nicht, leiden sie an Langeweile, Depression und Verzweiflung. In zunehmendem Maß werden die Psychotherapeuten gefordert, mit diesen Symptomen fertig zu werden ... Die Religion, die früher für eine Sinngebung sorgte, ist durch eine wissenschaftliche Weltsicht abgelöst worden, in der die Vorstellung des Lebenssinns nicht vorkommt. ›Was ist der Zweck unserer menschlichen Existenz?‹ und ›Warum bin ich da?‹ sind Fragen, die von den meisten Wissenschaftlern und Ärzten als außerhalb des wissenschaftlichen Rahmens liegend oder als falsch bezeichnet werden, weil sie davon ausgehen, daß die Gattung Mensch durch Zufall in einem vom Zufall regierten Universum entstanden ist ...

Die westliche Psychotherapie tut sich schwer, dem Bedürfnis des Menschen nach einem Lebenssinn zu begegnen, denn sie versucht, klinische Erscheinungen innerhalb eines Systems zu behandeln, das auf wissenschaftlichem Materialismus beruht und in dem Sinn und Absicht nicht existieren. Als Folge davon interpretiert die westliche Psychotherapie die Sinnsuche als eine Folge von kindlichen Abhängigkeitswünschen und Ängsten vor Hilflosigkeit und bestenfalls als eine genetische Disposition zur intellektuellen Kontrolle, die von der natürlichen Auslese wegen ihres Wertes für das Überleben bewahrt und verstärkt wurde...

Immer mehr Menschen finden in den auf Erwerb ausgerichteten Lebenszielen nicht mehr genug Bedeutung und können in dem planlosen Universum des wissenschaftlichen Empirismus keinen Sinn erkennen.«

Und Sinnlosigkeit macht sowohl seelisch als auch körperlich krank. Ein Patientenratgeber, der das Geld auch wert ist, das Sie für ihn ausgeben, sollte Sie deshalb anregen und ermutigen, sich mit diesen existentiellen Fragen zu befassen. Er sollte Ihnen auch »unerwartete« und unorthodoxe Methoden zum Gesundwerden bieten.

Dies ist also kein »psychosomatischer« Ratgeber im streng wissenschaftlichen Sinne, sondern ein reichhaltiges Angebot von Heilmitteln für Körper, Geist und Seele, aus dem Sie sich je nach Notwendigkeit und Belieben bedienen sollen. Lassen Sie sich zu einer kleinen Abenteuerreise in die versteckten, unausgeleuchteten Winkel Ihres Bewußtseins verführen, denn ein altes persisches Sprichwort sagt: »Die Krankheit kommt aus dir, und du merkst es nicht. Die Medizin ist in dir, und du achtest nicht darauf.«

Wir wollen Ihnen dabei etwas von der Freude vermitteln, die eine, wenn auch manchmal schmerzhafte Detektivarbeit in den Kellern und dunklen Winkeln Ihres Geistes bereiten kann – und welchen Nutzen, welche Wohltat für Ihre körperliche Gesundheit eine solche Arbeit mit sich bringt. Wir wollen Ihnen Mut machen, einen Weg zu beschreiten, der sicherlich nicht bequem ist, der Ihnen ein wenig Selbstdisziplin abverlangen wird und der ohne das wirksamste aller Heilmittel – Humor – nicht möglich ist, aber an dessen Ende ein großer Lohn wartet: ein reicheres Leben. Überleben ist, zumindest für die meisten in unserem »reichen« Land, nicht schwer, sinnvoll leben aber eine Kunst, die an keiner Schule gelehrt wird.

Dr. med. Harald Kinadeter
Wolfgang Möhring
Thomas Poppe

DIAGNOSE HILFEN

Grundwissen

Probleme der Diagnostik · Migräne
Spannungskopfschmerz

Psychosomatik

Wissenschaftliche Grundlagen
Sind Sie eine Risikopersönlichkeit?

Checklisten

Diagnostischer Wegweiser
Psychosomatischer Steckbrief

GRUNDWISSEN

Probleme der Diagnostik

Eine kleine Geschichte zu Beginn: Als vor einigen Jahren mit ungeheurem Kostenaufwand der Assuanstaudamm in Ägypten gebaut wurde, um die »Lebensqualität« der Bauern zu erhöhen und Strom zu liefern, geschah folgendes: der wertvolle und fruchtbare Nilschlamm, der sich jährlich einmal – seit Jahrtausenden – an den Ufern des Nils abgesetzt hatte, blieb aus. Mit der Folge, daß die Bauern von nun an ihre Felder künstlich düngen mußten. Dieser Dünger kostet Geld und mußte anfangs teuer importiert werden. Man kam dann auf die Idee, den Dünger im eigenen Land zu produzieren und baute riesige Düngemittelfabriken. Diese Düngemittelfabriken brauchen Rohstoffe und Energie. Heute reicht die Maximalkapazität des Dammes gerade aus, um diese Fabriken mit Strom zu versorgen...

Um nicht denselben Fehler wie die kurzsichtigen Erbauer des Dammes zu machen, müssen Sie lernen, Ihren Körper und seine Funktionen zu verstehen. Erst dann können Sie ihn gesund erhalten. Erst dann wissen Sie, welche Mittel Ihnen im Falle einer Erkrankung helfen. Mit den Werkzeugen eines Schuhmachers läßt sich keine Schweizer Uhr reparieren.

Kaum eine Fachrichtung der Medizin, die nicht in irgendeiner Weise mit dem Symptom Kopfschmerz zu tun hätte: Allgemeinmediziner, Internisten, Neurologen, Hals-Nasen-Ohren-Ärzte, Zahnärzte, Orthopäden und Chiropraktiker.

Chiropraktiker widmen ihre Aufmerksamkeit besonders der Halswirbelsäule im Rahmen ihrer manuellen Therapie.

Chirurgen sind gefragt, wenn die Ursache in raumbeengenden Verhältnissen im Gehirn zu suchen ist.

Frauenärzte achten besonders auf menstruations- bzw. hormonell bedingte Migräne und Kopfschmerzen.

Allen voran befassen sich Allgemeinmediziner mit der Symptomatik und Ursachenforschung, aber auch Psychiater und Psychotherapeuten.

Wie das kommt? Kopfschmerzen sind ein Symptom für ein körperliches und häufig auch geistiges Geschehen mit vielfältigen Ursachen. Von allen menschlichen Körperbereichen reagiert der Kopf häufig am schnellsten mit Schmerzen.

Jeder von uns kennt diesen Schmerz oder hat ihn schon oft im Familien- und Bekanntenkreis beobachtet und die Ursachen diskutiert. »Ach, der Föhn setzt mir wieder zu« oder »Kein Wunder, daß mir bei all dem Streß der Schädel brummt« und so fort. 20 Prozent aller Gesunden klagen über gelegentliche Kopfschmerzen. Hinzu kommen Kopfschmerzen als Folge der verschiedensten Krankheiten, angefangen bei der Alltags-Grippe bis hin zum chronischen Bluthochdruck.

Schmerzempfinden

Kein Schmerz ohne Nervensystem. Die Erfahrung von Schmerz hat einen Erregungsvorgang im Nervensystem zur Voraussetzung. Ein Reiz wirkt auf das System ein – mechanisch (Schlag, Stoß, Stich), chemisch, thermisch (Hitze, Kälte) oder elektrisch. Diese Reize werden von freien Nervenendungen im Gewebe aufgenommen und über Nervenfasern zum Thalamus, einem Teil des Zwischenhirns, und dann weiter zur Großhirnrinde geleitet, wo uns dann der Schmerz *bewußt* wird. In den »kleinen grauen Zellen« der Hirnrinde erfolgt die Feinunterscheidung des Schmerzes nach Qualität, Lokalisierung und Zeitdauer. Auf diese Weise entsteht das Schmerz-Gefühl. Neuere Forschungen deuten darauf hin, daß der Schmerz nicht »direkt« durch die Einwirkung eines Reizes auf die freien Nervenendungen entsteht, sondern daß bei der »Vermittlung« des Schmerzreizes sogenannte Überträgerstoffe eine Rolle spielen – die Gewebshormone Histamin, Serotonin und Plasmakinin. Danach werden im Gewebe, das durch den Reiz geschädigt wurde, diese Überträgerstoffe freigesetzt und machen die Nervenendungen »übererregbar«.

Nicht alle unsere Körperbereiche sind im gleichen Maße schmerzempfindlich. Auf der Haut schwankt die Zahl der sogenannten Schmerzpunkte zwischen 50 und 100/cm^2. Besonders schmerzempfindlich sind beispielsweise die Fingerkuppen, während Rücken und Gesäß weniger schmerzempfindlich sind.

In einer Reihe von entsprechenden Untersuchungen zeigte sich, daß die Schmerzschwelle – der Moment, wo es »weh tut« – bei allen Menschen, unabhängig von Alter, Geschlecht oder Herkunft, in etwa gleich hoch ist. Lediglich bei jener Gruppe, die sich selbst als »besonders schmerzempfindlich« einschätzte, lag die Schwelle für Schmerzreaktionen – Zucken, Wegziehen etc. – niedriger. Angst vor Schmerz, Verkrampfung und die Tendenz, den Schmerzen zuviel Aufmerksamkeit zu schenken, senken also nicht die Schmerzschwelle, man leidet im Gegenteil nur mehr unter dem Schmerz. Ablenkungen jeglicher Art können deshalb auch die subjektive Schmerzempfindung abschwächen. Aber selbst Extremsituationen wie Unfallstreß oder auch Hypnose können sie nie ganz aufheben.

Kopfschmerzen und ihre Ursachen

Bis jetzt gibt es noch keine allgemein anerkannte Einteilung der Kopfschmerz-Ursachen. Den besten Überblick gibt die Unterscheidung in primäre Kopfschmerzen, wobei der Kopfschmerz das Hauptsymptom darstellt, und sekundäre Kopfschmerzen mit verschiedenen Auslösefaktoren. Letztere machen nur etwa zehn Prozent aller Fälle aus. Krankhafte Geschehen im Schädelinneren und verschiedene Allgemeinerkrankungen fallen hierunter.

Primärer Kopfschmerz:

▷ Gefäßbedingter Kopfschmerz wie die Migräne,

▷ Spannungskopfschmerz aufgrund von Muskelkontraktionen und/oder psychischen Auslösern sowie bei Depressionen und Angstzuständen. Auf diese beiden Ursachen ist die überwiegende Mehrheit von Kopfschmerzen zurückzuführen, während

▷ chronische Kopfschmerzen nach Kopfverletzungen und/oder Gehirnerschütterungen nach Unfällen verschwindend gering sind.

Sekundärer Kopfschmerz:

▷ Mögliche Ursachen: Veränderungen der Halswirbelsäule, Tumoren, Blutungen, Entzündungen, Gefäßanomalien im Schädelinneren;

▷ Kopfschmerzen bei Augenprozessen: Astigmatismus, Augenstellungsfehler, Weitsichtigkeit, Regenbogenhautentzündung, Grüner Star;

▷ Zahn-, Nasen-, Ohren- und Kiefererkrankungen;

▷ Neuralgien (Nervenschmerzen), z. B. Trigeminusneuralgie;

▷ Kopfschmerzen treten gelegentlich als Begleiterscheinung von Erkrankungen der Verdauungsorgane (Leber, Galle, Magen und Darm) auf. Auch Verstopfung kann zu Kopfschmerzen führen!

▷ Weitere Ursachen: Bluthochdruck, zu niedriger Blutdruck, niedriger Blutzuckerspiegel (etwa bei Diabetes), Schilddrüsenunterfunktion, fieberhafte Infektionen, verschiedene Vergiftungen: Urämie (Vergiftung mit harnpflichtigen Stoffen), Alkohol, Nikotin, Medikamente mit gefäßerweiternden oder -verengenden Substanzen etc. Bei Überdosierung oder ständigem Kontakt verursachen Kohlenmonoxid, Benzin, Blei (Straßenverkehr!), Quecksilber und Nitrite Kopfschmerzen.

Diese Ursachen-Liste erhebt keinen Anspruch auf Vollständigkeit. Auch deshalb gilt: *Ständige oder regelmäßige Kopfschmerzen nicht ausschließlich selbst behandeln!*

Jeder ständige oder regelmäßig wiederkehrende Kopfschmerz verlangt eine allgemeine Untersuchung, bei der nach der genauen Ursache gefahndet wird. Nur eine genaue Diagnose gibt dem Arzt die Möglichkeit, die richtigen Schritte einzuleiten, und Ihnen die Chance, seine Therapie wirkungsvoll zu begleiten. Ohne Ihre Mitarbeit, oder besser: ohne Ihren eigenen Willen zur Gesundung, werden sie bestenfalls die Symptome, den Schmerz, in den Griff bekommen. Die Ursachen bleiben unangetastet, der nächste Gang zum Arzt ist vorprogrammiert.

Oft sind beim Kopfschmerz mehrere ursächliche Faktoren im Spiel. Ausnahme bilden nur die »eindeutigen« Kopfschmerzen, wenn Sie beispielsweise zuviel geraucht oder zuviel getrunken haben. Bei der Analyse jedes anderen Kopfschmerzes muß berücksichtigt werden, wie er sich »anfühlt«. Sie helfen ihrem Hausarzt bei der Diagnose, wenn Sie die folgenden Punkte beachten:

▷ den *Verlauf* der Schmerzausbreitung – über den ganzen Kopf, einseitig, örtlich.
▷ den *Ablauf* – anfallsweise oder anhaltend.
▷ die *Qualität* – dumpf, pulsierend, stechend, reißend oder ziehend.
▷ die *Stärke* – wenig spürbar bis unerträglich.
▷ den *Auslöser* – bei bestimmten Nackenverspannungen, Wetterumschwung, vor der Menstruation, während der Schwangerschaft, im Büro, nach Alkoholgenuß etc.

Einen ausführlichen diagnostischen Fragenkatalog, der Ihnen die Suche nach dem Ursprung Ihrer Kopfschmerzen erleichtern kann, finden Sie unter dem Stichwort »Diagnostischer Wegweiser« (S. 33). Wir wollen uns im folgenden auf die Besprechung derjenigen Kopfschmerzformen beschränken, die das Gros aller Kopfschmerzen ausmachen – die primären Formen Spannungskopfschmerz und Migräne.

Migräne

Migräne gibt es, seit es Menschen gibt. Das Wort selbst stammt vom griechischen »hemikrania« ab und bedeutet »Kopfschmerz auf einer Kopfhälfte«. Wie viele Menschen unter dieser Art des Kopfschmerzes zu leiden haben, ist nur schwer schätzbar. Jede Einteilung wird durch das verschwommene Erscheinungsbild erschwert. Je nach Auslegung des Krankheitsbegriffs geht man von zwei bis zwölf Prozent der Bevölkerung in den Industrieländern aus.

Neben der klassischen Migräne gibt es eine Reihe von Kopfschmerzformen, die deutliche Verwandtschaft zu ihr aufweisen. Die Häufigkeit ihres Vorkommens reicht von ein- bis zweimal im Leben des einen bis zu anderen, die das ganze Leben lang regelmäßig von Anfällen gequält werden und wirklich die »Hölle auf Erden« durchstehen müssen. Einigen schmerzt die linke, anderen die rechte Kopfhälfte, mit oder ohne den Begleitsymptomen der »klassischen« Migräne wie Sehstörungen, Lichtempfindlichkeit und Übelkeit.

Die früheste Beschreibung der Migräne gab der Arzt Aretaios aus Kappadokien etwa 50 n. Chr. Er unterscheidet schon zwischen Kopfschmerzkrankheit und einem gelegentlichen »banalen« Kopfschmerz: »Einen Kopfschmerz, der plötzlich infolge einer unglücklichen Veranlassung eintritt, nennt man Cephalalgie, auch wenn er einige Tage dauert. Hält aber der Schmerz längere Zeit hindurch an, wiederholt er sich in längeren und häufigeren Perioden und kommen noch wichtige Zufälle hinzu, die schwieriger zu beseitigen sind, so nennen wir ihn Cephalea.«

Aretaios schreibt auch, daß »die Formen, unter denen die Cephalea auftritt, mannigfaltig sind. Bei einigen sind sie anhaltend und unbedeutend, aber nicht aussetzend«. Diese Formulierung entspricht der Beschreibung des Spannungskopfschmerzes (siehe Seite 24). Auch heute noch gültig und allgemein anerkannt ist seine Skizzierung der Migräne: »Bei anderen ist sie periodisch wie ein Qotidiana- oder ein Tertianafieber (gemeint ist die Malaria, Anm. d. Autoren); bei noch anderen dauert sie von Sonnenuntergang bis Mittag und hört dann vollkommen auf, oder vom Mittag bis zum Abend oder bis in die Nacht... Einigen tut der Kopf nur auf der rechten oder nur auf der linken Seite weh. Dieser Schmerz verbreitet sich nicht weiter, sondern bleibt auf der einmal befallenen Hälfte des Kopfes.«

Aretaios spricht über weitere klassische Kennzeichen, über den starken Schmerz, erwähnt die Übelkeit und die Empfindlichkeit der Sinne: »Die Kranken fliehen das Licht, Dunkelheit mindert ihr Leiden. Sie mögen weder etwas sehen noch hören, nicht einmal Angenehmes. Sie freuen sich nicht an wohlriechenden Dingen, wenden sich aber auch von Übelriechendem ab.«

Auch über die allen Migränikern wohlbekannten psychischen Auswirkungen weiß er zu berichten: »Zieht sich das Übel in die Länge, so stellt sich große Trägheit, Schwere im Kopf, Mißmut und Unlust am Leben ein.«

Symptome

Die Medizin sieht heute die Migräne als Folge einer zeitweisen Durchblutungsstörung in einigen Gehirnregionen an: Blutgefäße im Gehirn »verkrampfen« sich (Vasokonstriktion), ein bestimmter Anteil des Gehirns wird schlecht durchblutet, es kommt zu Sauerstoff- und Nahrungsmangel im Gewebe. Abbauprodukte häufen sich. Schmerzrezeptoren werden dadurch chemisch gereizt – es kommt zu einem Bündel von Krankheitszeichen. Folgende Merkmale kennzeichnen einen Migräneanfall:

▷ Unterschiedlich starker, halbseitiger Kopfschmerz, wobei das Schmerzzentrum an ein und derselben Stelle verharrt. Seine Stärke schwillt an und ab, ohne ganz aufzuhören. Das Gefühl ist pulsierend bis hämmernd. Er kann Stunden bis tagelang andauern.
▷ Sehstörungen wie Lichterscheinungen, blinde Flecken, Sternchensehen, verschwommenes Sehen von Gegenständen, generelle Lichtempfindlichkeit.
▷ Man fühlt sich den Unbilden des Lebens gegenüber schutzlos und ist während des Anfalls stark reizbar, geräusch- und geruchsempfindlich. Selbst leichtes Massieren wird oft als unangenehm empfunden. Migräniker zieht es ins Dunkle, das Denken fällt schwer.
▷ Übelkeit und Erbrechen, auch galliges Erbrechen. Nach dem Erbrechen läßt der Schmerz häufig nach.
▷ Oft treten auch Schwindelgefühle und starkes Schwitzen auf.

Zu diesen typischen Begleiterscheinungen eines Migräneanfalls kommt noch das Vorstadium (Prodrom), durch das sich der Anfall häufig Minuten bis Stunden vorher ankündigt. Dieses kann geprägt sein von: besonderer Mißgestimmtheit, Zerschlagenheit, Augenflimmern, Lichtempfindlichkeit, Mißempfindungen im Gesicht und an den Händen, Gefühl eines »geschwollenen Kopfes«, Schwindel, manchmal sogar ein besonderes Wohlempfinden, auf das dann schlagartig der Anfall folgt. Öfters als vor einem Anfall besteht danach ein eigentümliches Wohlbefinden etwa ein bis zwei Tage lang. Einige Betroffene sind in dieser Phase besonders aktiv und produktiv.

Neben der klassischen Form, die von neurologischen Störungen wie etwa Sehstörungen begleitet ist, gibt es die verschiedensten Verlaufsformen der Migräne. Am weitesten verbreitet ist die nichtklassische Form des Halbseitenkopfschmerzes mit unklaren neurologischen Störungen (Schwindel, Übelkeit, Erbrechen, Lichtempfindlichkeit, Stimmungswechsel). Der Anfall kann sich auch nur als Hintergrundkopfschmerz bemerkbar machen.

Auch Kopfschmerzen nach Unfällen und Arthrosen der oberen Halswirbelsäule können Migränecharakter haben. Man spricht dann von *Migraine cervikale*. Zu den Migräneformen werden ferner gerechnet:

▷ der *Cluster-Kopfschmerz* – einseitige Schmerzen, die Auge und Kopf einer Seite betreffen und ein bis mehrmals täglich etwa 20 Minuten bis zwei Stunden anhalten. Die Schübe dauern meistens Wochen bis Monate und sind durch symptomfreie Intervalle von Monaten bis Jahren unterbrochen.

▷ die *Cephalea vasomotorica* – hier sind die Schmerzen diffuser und nicht eindeutig lokalisierbar. Selten sind die Schmerzen pulsierend, so daß sie ihre gefäßbedingte Ursache verraten. Bei den oft während der Regelblutung auftretenden Kopfschmerzen handelt es sich meistens um *Cephalea vasomotorica*.

Auslöser

Der typische Migräneanfall läuft nach einem bestimmten Muster ab und ist kaum zu unterbrechen, unabhängig von der Art des Auslösers. Diese Auslöser sind sehr verschieden, zum Teil müssen mehrere zusammenkommen, bei manchen Menschen genügt ein einziger, um den Prozeß in Gang zu bringen. Die beiden Psychosomatiker Peters und Pollack berichten beispielsweise von einem Migränekranken, der jedesmal zwei Tage nach der Gartenarbeit aufgrund der stärkeren Anspannung der Nacken- und Schultermuskulatur von einem Anfall heimgesucht wurde. Zu den typischen Auslösern zählen:

▷ *Wetterfaktoren* – besonders starke Reizwirkung haben föhnige Schönwetterlagen, aufkommender Wetterumschlag in Richtung warm-mild-feucht oder ein vollzogener Umschlag zu kühl-kalt-feuchtem Wetter hin. Besonders gefürchtet ist der echte Föhn in den nördlichen Alpen und Voralpengebieten, ein trockener, warmer Fallwind.

▷ *Menstruation* – die Menstruationsmigräne ist ein fester Begriff. Nicht selten beginnen die Anfälle zum Zeitpunkt der ersten Monatsblutung und enden erst in den Wechseljahren. Die Migräne kann dabei unmittelbar vor, während oder nach der Menstruation auftreten. Bisher sind alle Versuche fehlgeschlagen, Zusammenhänge zwischen einem Anfall und dem Hormonspiegel herzustellen, was ja naheliegend wäre.

▷ *Körperliche Anstrengung* kann in seltenen Fällen einen Anfall auslösen. Entscheidend dabei scheint zu sein, ob es sich um eine ungewohnte körperliche Anstrengung handelt, die mit stärkerer Beanspruchung der Muskulatur entlang der Wirbelsäule einhergeht.

▷ *Alkoholgenuß* wird von den meisten Migränekranken gemieden, weil sie oft erlebt haben, daß sich schon Stunden danach ein Anfall einstellen kann. Allerdings ist fraglich, ob tatsächlich die Wirkung des Alkohols selbst den Anfall auslöst. Vermutlich hängt es eher damit zusammen, daß die Wirkung des Alkohols Dinge zum Vorschein bringt, die der Charakterstruktur des Migränikers ziemlich genau entgegengesetzt sind: Er bewirkt die Schwächung oder Auflösung von Angst und Spannung. Nach dem Abklingen der Wirkung muß mit einer entsprechenden Gegenreaktion gerechnet werden: Streß und Anspannung schwingen über ihr »normales« Maß zurück, ein Anfall wird wahrscheinlich.

▷ Als besonders wichtige Auslösefaktoren sind *belastende Erlebnisse, Streßsituationen* aller Art, *Schlafmangel* etc. zu nennen (siehe auch S. 29).

▷ Zu langfristigen Auslösern von Migräne gehören *körperliche Faktoren.* An erster Stelle ist die Verschiebung des Halswirbelgefüges zu nennen durch – auch lange zurückliegende – Unfälle, Haltungsfehler, aber auch durch chronische Verspannung und fehlerhafte Haltung, die mit psychischer Anspannung einhergeht. Bei nicht weniger als zwei Dritteln aller Migränekranken findet man auf Röntgenaufnahmen Streckungen der Halswirbelsäule.

▷ Weitaus geringere Bedeutung haben *Kopfverletzungen* und *Hirntumoren* sowie *Arterienerweiterungen* (Aneurysmen) des Gehirns.

▷ Ungeklärt ist bis jetzt, ob *Allergien* als Migräneauslöser eine Rolle spielen. Nicht verwunderlich ist das oft gleichzeitige Auftreten von Allergie und Migräne, wenn man bedenkt, daß bei beiden Erkrankungen häufig psychosomatische Faktoren eine Rolle spielen.

Charakterstruktur des Migränikers

Menschen, die an Migräne leiden, weisen in den meisten Fällen auffallend verwandte Charakterzüge auf, und zwar so sehr, daß sich inzwischen der Begriff *Typus Migränicus* gebildet hat. Wenn Sie, lieber Leser bzw. liebe Leserin, häufiger unter Migräne leiden und sich in der folgenden Beschreibung wiederentdecken, ist das noch kein Grund zur Verzweiflung. Freuen Sie sich, daß Sie unter Umständen den wertvollsten Schritt in Richtung auf eine echte Heilung unternommen haben: den der Selbsterkenntnis! Und nehmen Sie sich besonders die letzten Kapitel dieses Buches, die »Medizin für die Psyche« (siehe S. 120) zu Herzen.

Migräniker sind meistens außergewöhnlich ehrgeizig bei gleichzeitig überhöhten Ansprüchen an sich selbst und an ihre Umwelt. Nur ganz selten können sie sich richtig entspannen. Zusammen mit einem ausgeprägten Ordnungssinn und einem eingefleischten Perfektionismus verfügen Migräniker vom sozialen Standpunkt her gesehen über »wertvolle« Eigenschaften, so daß kaum jemand auf den Gedanken kommt, diese Eigenschaften könnten Krankheitsauslöser oder Ausdruck einer psychischen Schwäche sein.

Das Bemühen um Ordnung und Tadelsfreiheit (Migräniker sind meist sehr empfindlich gegenüber Kritik) zeigt sich oft schon in ihrer äußeren Erscheinung: im konservativen Charakter, in der besonderen Höflichkeit im Umgang.

Oft wird diesen Menschen schon früh im Leben aufgrund dieses scheinbar »erwachsenen« Verhaltens ein Maß an Verantwortung und Arbeitslast auferlegt, für das ihre Schultern eigentlich noch zu schmal sind. Solchen Aufgaben widersetzen sie sich auch gar nicht – das würde ja vielleicht zu »Tadel« führen –, sondern sie freuen sich über das in sie gesetzte Vertrauen – ihre Versagensangst wird kurzzeitig vermindert.

Ehrgeizig sind Migräniker nicht im Sinne eines Vorwärtsschreitens ohne Skrupel und Rücksichtnahme, sondern mit ihrem Wunsch, alles gut und richtig zu machen. Sie streben nach untadeliger Leistung, die »irgendwann einmal« auch mit der entsprechenden beruflichen Position belohnt werden wird.

Viele Migräniker sagen von sich, daß sie die Fähigkeit, sich müde zu fühlen, verloren haben. Oft leben sie in ständiger Hast und Spannung, verbunden mit dem Gefühl, das gesteckte Ziel nicht erreichen zu können. »Sorge um die Zukunft« ist bei ihnen ein oft gehörtes Stichwort.

Die eher starre Persönlichkeit läßt eine Umstellung von Anspannung auf Ausruhen nicht »ungestraft« zu: Es kommt zur »Sonntags-« oder »Feierabendmigräne«. Die »Montagsmigräne« tritt oft dann ein, wenn man das Leistungstief zu Wochenbeginn ignorieren möchte und genauso viel und genauso gute Arbeit leisten »muß« wie an anderen Tagen.

Migräneanfälle können auch durch intensive Anstrengungen ausgelöst werden, wenn beispielsweise verbissen versucht wird, ein geplantes »Programm durchzuziehen« oder ein gestecktes Ziel zu erreichen: »Ich mußte damit zu Ende kommen« oder »Ich versuchte, alles auf einmal zu erledigen« sind hierfür typische Kommentare.

Immer wieder sind alle Kennzeichen einer rastlosen, nicht zu bremsenden und scheinbar über weite Strecken unerschöpflichen Aktivität zu beobachten. Migräneanfälle werden am liebsten ignoriert, ihre möglichen Auslöser nicht beachtet. Die Angst, zu versagen oder nicht zu genügen, steht fast immer im Vordergrund.

Das Verhalten anderen Menschen gegenüber ist von Selbstzweifeln geprägt und selten entspannt. Eine größere Zahl unbekannter Menschen verursacht unbehagliche Gefühle. Ressentiments stauen sich auf, der »untadelige Eindruck« muß ja erhalten bleiben. Geselligen Anlässen gehen daher oft ängstliche Erwartungen voraus, die Migräneanfälle auslösen können: »Geh alleine, Liebling, ich habe wieder meine Migräne.«

Grundsätzlich besitzen also Migräniker Eigenschaften, die inneren,

»hausgemachten« Streß verursachen, manchmal ohne jeden vernünftigen Realitätsbezug. Interessant ist in diesem Zusammenhang, daß für Migräniker das alte Sprichwort zu gelten scheint: »Wenn das Haus brennt, fliegt der Kopfschmerz zum Fenster hinaus.« Bei äußersten Extremsituationen, in Todesgefahr etwa, verschwinden die Anfälle für die Dauer der Situation. Verschiedene Aussagen, etwa von ehemaligen Kriegsgefangenen, belegen dies deutlich.

Körperlich drückt sich die Angst häufig in einem ständig erhöhten Muskeltonus aus. »Nicht mehr abschalten können« und »nicht mehr von alleine entspannen können« sind oft gehörte Klagen.

Vor diesem Hintergrund wird verständlich, warum die meisten Migräniker kein normales und erfülltes Sexualleben führen. Der Geschlechtsakt wird zur Leistungsanforderung, mit der ständigen Bedrohung, keinen Orgasmus »abliefern« zu können. Die meisten Frauen, die unter Migräne leiden, geben an, keinen Orgasmus zu erleben. Die Fähigkeit, kontrolliert die Kontrolle zu verlieren, sprich: sich entspannen zu können, ist jedoch die Grundvoraussetzung für ein befriedigendes Sexualleben.

Bei vielen Migränekranken konnte man anfangs keinen der erwähnten Auslösefaktoren feststellen, vor allem bei Kranken mit häufigen Anfällen. Sie befanden sich in einem Dauerspannungszustand! Gelang es, die Anfälle zu reduzieren, wurden auch die jeweiligen Auslöser wieder »sichtbar«: Wetterwechsel, Änderungen im Schlaf-Wach-Rhythmus, Diätfehler, Lärm, starke Lichtreize, Jahreszeitenwechsel etc. Wechselfälle aller Art zwingen unseren Organismus immer wieder zu Umstellungs- und Anpassungsleistungen. Diese Anpassungsfähigkeit ist jedoch trainierbar – durch Wasseranwendungen nach Kneipp, Fastenkuren, Autogenes Training und vielem mehr (siehe Therapie-Angebote, S. 46).

Das hier beschriebene Bündel von Eigenschaften muß natürlich nicht auf jeden Migräniker zutreffen. Es ist die Quintessenz psychosomatischer Forschung. Erfahrungen aus Kopfschmerzkliniken und der medizinischen Praxis sind darin miteingeflossen. Inwieweit dieses »Charakterbild« auch auf Menschen zutrifft, die nur zwei- oder dreimal in ihrem Leben einen Migräneanfall erleiden bzw. erlitten haben, ist nicht bekannt. Bis heute gibt es auch keine Untersuchungen, die sich mit etwaigen Persönlichkeitsunterschieden zwischen Migränikern und Patienten mit Spannungskopfschmerzen befassen.

Soviel ist jedoch sicher: Beides sind Persönlichkeiten mit »zwanghaften« Zügen, mit der Neigung zur Verkrampfung, die durch Konfliktsituationen verstärkt werden kann: Überlastungsstreß und Überforderungen im beruflichen oder privaten Bereich gehören dazu.

Spannungskopfschmerz

Spannungskopfschmerzen sind seit alters her bekannt. Viele Menschen, die einmal oder mehrmals im Leben längere Kopfschmerz-Perioden erlebten, sehen darin nicht unbedingt eine Krankheit und halten ihre Beschwerden oft für kaum erwähnenswert. Vorstadien gibt es nicht, Auslöser können mechanischer, toxischer oder auch organischer Natur sein. Hinweise auf eine mögliche Vererbbarkeit wurden bisher nicht entdeckt.

Unter allen Kopfschmerzformen macht der Spannungskopfschmerz mit mindestens 80 Prozent den Löwenanteil aus. Gekoppelt ist er meistens mit:

▷ *Konfliktsituationen*, die mit Angst und Spannung einhergehen – in Beruf oder Familie –, verbunden mit gleichzeitiger muskulärer Anspannung der Nacken- und Schultermuskulatur, worin sich die innerseelische Anspannung ausdrückt.

▷ *erzwungenen bzw. verkrampften Körperhaltungen*, wie sie zum Beispiel bei sitzender Schreibtischarbeit der Fall sind.

Schmerzcharakter

Der Schmerzcharakter kann sehr verschieden sein. Die Varianten reichen vom dumpfen Schmerz über den »Schraubstock um den Kopf« bis zum Nackenschmerz. Im Unterschied zur Migräne tritt der Schmerz aber selten einseitig und so gut wie nie anfallsweise auf. Begleitet wird er häufig von Erschöpfungsgefühlen, Spannung im ganzen Körper, manchmal auch depressiven Gefühlen. Ganz allgemein haben die Leidenden das Gefühl, ein Druck werde von außen auf den Kopf ausgeübt.

Spannungskopfschmerz kann im ganzen Kopf, aber auch nur in bestimmten Bereichen auftreten. Schläfen, Nacken, Vorderkopf, Hinterkopf sind die am häufigsten betroffenen Stellen. Verkrampfte Nackenmuskeln können durchaus zu einem heftigen Stirnkopfschmerz führen. Oft kommt man gar nicht auf den Gedanken, die Ursache dort zu vermuten.

Manchmal haben Migränekranke zusätzlich Spannungskopfschmerzen, wobei sie beide Kopfschmerz-Arten sehr wohl voneinander unterscheiden können. Häufig kann man beim Spannungskopfschmerz die verhärteten Muskeln in Hals und Nacken ertasten, teils finden sich auch größere und kleinere, druckschmerzhafte Knötchen.

Ursachen

Der Kopfschmerz wie auch die verringerte Durchblutung aufgrund einer vorhandenen Spannung führen zu verstärkter Muskelanspannung, damit zu mehr Kopfschmerz und zu noch weiter reduzierter Durchblutung, bis ein Dauerzustand erreicht ist, über den hinaus keine weitere Steigerung der Beschwerden eintritt. Dieser Teufelskreis muß an einer Stelle durchbrochen werden – etwa mit Hilfe einer vorsichtigen Massage oder Wärmezufuhr (siehe auch S. 53).

Grundsätzlich lassen sich also zwei Arten von Spannungskopfschmerz unterscheiden: eine ist vor allem psychisch bedingt, die andere hat körperliche Ursachen.

Hat der Spannungskopfschmerz ausschließlich körperliche Ursachen, bleibt er ein eher seltenes Ereignis. Sie können ihn bekommen, wenn sie ihren Kopf über längere Zeit in unnatürlicher Lage halten: beim Beobachten eines Deckengemäldes etwa, in der ersten Kinoreihe, beim Gespräch mit einem neben ihnen sitzenden Partner. Am häufigsten ist dabei der sogenannte Schreibtischkopfschmerz. Als Therapie reicht es dann aus, wenn Sie lernen, auf die richtige Körperhaltung zu achten, bzw. Ihren Arbeitsplatz ergonomisch gestalten, um Kopfschmerzen vorzubeugen.

Jeder erfahrene Praktiker weiß, daß die meisten Kopfschmerzen erlebnisbedingt sind. Jemand »zerbricht sich den Kopf« oder hat »den Kopf voll«, oder »eine Sache bereitet ihm Kopfschmerzen«, er »steht unter Druck«: alles Redensarten, die auf die psychische Komponente hindeuten. Denken Sie nur einmal an die Grundbedeutung unseres Eigenschaftswortes »hartnäckig«. »Halt den Nacken steif« ist eine Redewendung, die darauf hindeutet, daß wir sehr wohl um die Zusammenhänge zwischen körperlicher Anspannung und seelischen Vorgängen wissen.

Auf einen Nenner gebracht, sind die häufigsten Ursachen psychisch bedingter Spannungskopfschmerzen Angst und aufgestaute Aggressionen. Auch Depressionen sind häufig von Kopfschmerzen begleitet. Gleichzeitig treten weitere Beschwerden auf: Klagen über Lust- und Schwunglosigkeit, Kraft- und Empfindungslosigkeit, Freud- und Entschlußlosigkeit. Auch diese Art von Kopfschmerz kann durch eine Schulter-Nacken-Massage gelindert oder beseitigt werden, was sich auch auf die depressive Verstimmung positiv auswirkt (siehe S. 55).

PSYCHOSOMATIK

Wissenschaftliche Grundlagen

Alle bisher besprochenen Kopfschmerzformen sind zumindest teilweise psychisch verursacht, viele hauptsächlich. Deutlich am häufigsten von Kopfschmerzen betroffen sind Menschen, die in Konfliktsituationen stehen. Für sie besonders bedeutsam sind die Wechselwirkungen zwischen Psyche und Körper, also die körperlichen Auswirkungen von Emotionen.

Daß Erlebnisse und Außenreize sowohl emotionelle als auch unmittelbare vegetativ-funktionelle Auswirkungen auf den Körper haben, ist eine experimentell und klinisch erwiesene Tatsache und zählt auch zu unserer Alltagserfahrung. An der Harvard-Universität führte man beispielsweise Ende der 70er Jahre einfache Untersuchungen an Examenskandidaten durch. Wie zu erwarten, reagierten alle auf den äußeren Druck mit einer deutlichen Blutdruckerhöhung. Frappante Veränderungen im vegetativen System ließen sich durch Hypnose und Suggestion herbeiführen. Zum Beispiel konnte durch die Suggestion »Sie trinken jetzt einen Liter Wasser« eine Harnausscheidung von bis zu 900 cm^3 ausgelöst werden, ohne daß die Versuchspersonen wirklich etwas getrunken hätten.

Steuerungsvorgänge im Gehirn

Auch über den genauen Ort vieler geistig-seelischer Vorgänge im Gehirn sind wir inzwischen gut informiert. Sie liegen im Hirnstamm, im Hypothalamus, Thalamus sowie im limbischen System, das den Hirnstamm umkleidet. Man spricht auch vom »visceralen Gehirn«, weil vom limbischen System aus über das vegetative Nervensystem alle inneren Organe beeinflußt werden können. Das periphere, über den Körper verteilte vegetative Nervensystem teilt sich in Sympathikus und Parasympathikus. Es gibt keinen Ort in unserem Körper, wo wir nicht Endfasern dieser Systeme antreffen. Sie haben vielfältige, meist jeweils entgegengesetzte Steuerungsfunktionen für die Tätigkeit der inneren Organe und des gesamten Gefäßsystems, aber auch für die Haut oder die Schweißsekretion. Eine in unserem Zusammenhang wichtige Funktion ist die Steuerung der Ausdrucksbewegung, der »nichtverbalen« Sprache.

Das vegetative Nervensystem ist normalerweise nicht unserem Willen unterworfen. Es handelt sozusagen »autonom« und reguliert »Lebensfunktionen«: Verdauung, Stoffwechsel, Wasserhaushalt, Atmung etc. Das vegetative Nervensystem gabelt sich in zwei Äste, den Sympathikus und den Parasympathikus, wobei beide Teile harmonisch ineinandergreifen.

Der *Sympathikus* ist zuständig für:

- ▷ Anstieg des Gesamtstoffwechsels,
- ▷ Durchblutungssteigerung der arbeitenden Muskulatur,
- ▷ Anstieg des Atemvolumens,
- ▷ ganz allgemein: Energieentladung und -abbau etc.

Der *Parasympathikus* wirkt meist antagonistisch und bewirkt:

- ▷ Abfall des Gesamtstoffwechsels,
- ▷ Durchblutungsminderung der Muskulatur,
- ▷ Durchblutungssteigerung der Verdauungsorgane,
- ▷ ganz allgemein: Energieeinsparung, Erholung, Aufbau etc.

Normalerweise befindet sich das vegetative Nervensystem im dynamischen Gleichgewicht. Streßreize, Angst, Spannung, Lärm können dieses Gleichgewicht empfindlich stören. Es kann zu einem regelrechten Krankheitsbild kommen, der *vegetativen Dystonie*. Systematische Reiz-Experimente haben gezeigt, daß sowohl Umweltreize als auch die Stimulierung zentralnervöser Schwerpunkte die gleichen emotionalen, vegetativen und hormonellen Reaktionen auslösen können.

Für das affektive Erleben und Verhalten, für die vegetativen Regulationen, das Sexualverhalten und auch für Lernprozesse ist das limbische System von zentraler Bedeutung. Wie ein Saum (lat. Limbus = Saum) umgibt es den Hirnstamm, den entwicklungsgeschichtlich ältesten Teil des Gehirns. Dieses limbische System nimmt Reize aus der Umwelt in Empfang und beeinflußt alle vegetativ innervierten Organe – die Hormonausschüttung aus der Hypophyse, Herz, Gefäße, Darm, Blase etc. Inzwischen hat man im limbischen System Bereiche isolieren können, deren Reizung jeweils Wut, Angst, Trauer, Lust und Unlust bewirkt. Bestimmte Aktivitätsmuster sind hier auf engstem Raum angelegt und stehen praktisch mit allen anderen Hirnarealen in Verbindung.

Zum limbischen System gehören eine ganze Reihe von Gehirnstrukturen, die sich als gemeinsamen »Ausgang« zum Körper hin einer Region bedienen, die wegen ihrer Lage – »unter dem Thalamus« – Hypothalamus genannt wird. Dieser wichtige Gehirnbereich wiegt nur fünf Gramm. Er ist nicht allein nur »Befehlsempfänger«, sondern zeichnet sich auch durch erhebliche Eigeninitiative als direktes Steuerorgan der vegetativen Körperfunktionen aus. Reizt man dieses wichtige Organ (man könnte es mit einer technisch veralteten, aber höchst wichtigen Zentraleinheit inmitten einer hochmodernen HiFi-Anlage vergleichen), lassen sich spezifische »Elementarprogramme« abrufen. Man nimmt an, daß hier wichtige, überlebensnotwendige Verhaltensweisen verankert sind: Angriffs-, Flucht-, Nahrungsaufnahme- und Sexualverhalten. Die in diesem Bereich bisher vorgelegten Untersuchungen zeigen zwar klare Ergebnisse in bezug auf die genaue Lokalisierung von Gefühls- und Verhaltensmustern auf, dennoch wäre es falsch zu sagen: Gefühle hier, Abwehrverhalten dort. Das Gehirn ist zu unglaublichen Anpassungsleistungen fähig.

Der Thalamus ist die mächtigste, sensible Kernstruktur im Gehirn. Er liegt oberhalb des Hypothalamus im Zwischenhirn als Eingangspforte zur Hirnrinde und nimmt dort eine Schlüsselstellung ein. Von allen Kernanteilen des Thalamus aus bestehen Nervenfaserverbindungen zur Großhirnrinde. Alle Informationen, die dorthin unterwegs sind, führen über den Thalamus. Beide zusammen sind für so unterschiedliche Zustände wie Bewußtsein, Gedächtnis, Lernen und Träumen zuständig.

Auf Krankheit programmiert?

Menschliches Verhalten ist immer eine Funktion des gesamten Gehirns und nicht ausschließlich eines bestimmten Gehirnbereichs. Gleichzeitig aber werden, wie bei anderen Aufgaben des Gehirns auch, verschiedene Verhaltensäußerungen von bestimmten Hirnarealen aus eingeleitet und durchgeführt.

Das limbische System ist eng mit dem Hypothalamus, sozusagen als übergeordnete Struktur, verbunden, modifiziert die elementaren hypothalamischen Verhaltensmuster und paßt sie der jeweiligen Umweltsituation an. Beispielsweise kann die Erfahrung der unangenehmen Folgen einer übermäßigen Alkoholzufuhr das zukünftige Trinkverhalten modifizieren. Darüber hinaus steuert es die gefühlsmäßige Komponente in unseren Verhaltensäußerungen bei. Erlebnisinhalte werden affektiv bewertet.

Aufgrund der engen anatomischen und funktionellen Verbindung des limbischen Systems mit dem Hypothalamus ist es verständlich, daß jede emotionelle Erregung mit vegetativen Regulationen verbunden ist. Das sind beispielsweise: Steigerung der Herzfrequenz, des Blutdrucks oder der Schweißsekretion.

Von frühester Kindheit an werden in bestimmte Gehirnbereiche Gefühls- und Verhaltensmuster eingeprägt, die uns in gewisser Hinsicht »programmieren«. Viele dieser Programme sind in sich widersprüchlich und führen zu neurotischen Symptomen, zur Unfähigkeit, das Leben als kontinuierliche Herausforderung zu betrachten und sich ihm zu stellen.

Fast möchte man formulieren: Ein Neurotiker ist »falsch programmiert«. Er sitzt in sich selbst fest wie ein ausschließlich instinktgeleitetes Tier, erkennt aber die Zusammenhänge nicht. Meist fühlt er nur ein undefinierbares Unbehagen und erlebt nach und nach die Entwicklung von Krankheitssymptomen wie etwa Schlaf- oder Verdauungsstörungen, die er nicht erklären kann. Daher sind solche Krankheiten immer als ernstzunehmendes Signal einer seelischen »Unordnung« zu verstehen. Die meisten »Programmierungen« sind erworben und lassen sich grundsätzlich ändern, nicht aber, wenn die Einsicht fehlt. Hinter psychosomatischen Krankheiten stehen Konflikte, unbewältigte Lebensprobleme. Die Krankheit ist ein Signal dafür, daß man nicht seinem Wesen gemäß lebt. Der Körper spricht dabei eine Sprache, die wir verstehen lernen können.

Betrachten Sie Krankheit einmal anders: nämlich als ein sinnvoll regulierendes Element, als Anstoß, unsere Aufmerksamkeit auf etwas zu richten, das Aufmerksamkeit verdient.

Sind Sie eine Risikopersönlichkeit?

Stichwort Streß

Ein Begriff, der seit Jahren als krankmachender Faktor in aller Munde ist, ist das Alltagsphänomen Streß. Er wurde vom Wiener Mediziner Hans Selye in den 30er Jahren geprägt. Selye studierte in Tierversuchen die Anpassungsfähigkeit eines Organismus an Belastungen aller Art und stellte dabei fest, daß der Organismus auf ganz verschiedenartige Reize (Stressoren) mit einer stets gleichen Reaktionsweise antwortet – beispielsweise auf Infektionen oder Hitze, Kälte und Lärm mit emotionaler Beteiligung.

Den als Folge vor allem chronischer Belastungen auftretenden Reizzustand bezeichnete er als Streß. Bei langdauernden oder wiederholten Einwirkungen gleicher Reize kommt es zu einem Anpassungsprozeß des Körpers, zu einer Gewöhnung. Die Streßreaktion besteht in einer Aktivierung des Sympathikus und der Ausschüttung bestimmter Hormone, die unseren Körper im Sinne einer »Alarmreaktion« auf »Kampf« oder »Flucht« vorbereiten.

Dem Körper werden die dazu nötigen Kraftreserven zur Verfügung gestellt: Zuckerreserven werden mobilisiert, die Muskeln vorgespannt,

Atmung und Herz beschleunigen sich, die Verdauungstätigkeit wird eingestellt, wir sind »bereit«.

Diese Reaktion ist überaus sinnvoll, wenn tatsächlich Gefahr droht. Sie hat unser Überleben auf diesem Planeten sichergestellt. Heute sieht die Sache etwas anders aus. Innere Stressoren sind vielfach an die Stelle der äußeren getreten, wir reagieren mit dem »Kampf-Flucht«-Mechanismus auch auf noch imaginäre, nur in der Phantasie existierende Gefahren wie etwa die »Gefahr«, den Partner zu verlieren oder weniger Geld zu verdienen.

Selye nannte diesen Streß *Distreß*: einen verkehrten, nicht mehr sinnvollen Streß. Der Kampf findet nur noch in der Einbildung statt, und zwar als Folge von Ärger, Frustrationen, Enttäuschung, Erwartungsängsten und dergleichen. Infolge des ausbleibenden körperlichen Einsatzes kommt es zu einem mangelnden Abbau der durch die Alarmreaktion mobilisierten Stoffwechselprodukte und zu einer Erregung, Irritierung bis Blockierung des vegetativen Nervensystems.

Die wichtigste Erkenntnis der Streßforscher war, daß über einen längeren Zeitraum gleichbleibende emotionale Zustände deutliche und nachhaltige Auswirkungen auf den Körperzustand haben und zu Organschäden und einer Schwächung des körperlichen Abwehrsystems führen können.

Nicht unbedingt größere, lebensverändernde Ereignisse sind es, die uns in Streß bringen. Sie bringen meistens nur ein ohnehin »volles Faß« zum Überlaufen. Die vielen kleinen Ärgernisse des täglichen Lebens, erlebt und subjektiv als solche empfunden von Menschen einer bestimmten Charakterstruktur, sind es, die langfristig den Streß verursachen. Die Wahrnehmung und die Reaktion auf gewöhnliche Alltagsärgernisse sind sehr subjektiv. Sie hängen von der jeweiligen Persönlichkeit, dem Bewußtseinsgrad, der Herkunft und Ausbildung der Person ab.

Untersuchungen einer Ärztegruppe um den Psychosomatiker Arthur Jores über Distreß und psychosomatische Krankheiten kamen zu dem Ergebnis, daß Partnerereignisse zu 40 Prozent, Berufsereignisse zu 33 Prozent, Familienereignisse zu 23 Prozent und finanzielle Schwierigkeiten zu vier Prozent als Auslöser wirken.

Ein eintöniger Arbeitsplatz, harter Konkurrenzkampf und unbefriedigende Arbeit sind chronische Streßreize. Dagegen gilt: Wohl dem, der sich körperlich anstrengt. Körperliche Arbeit und Sport entstressen! Anfällig für psychosomatische Krankheiten, und indirekt auch für chronischen Kopfschmerz, sind besonders all jene Menschen, denen es nicht möglich ist, Emotionen motorisch abzureagieren und sich in einem natürlichen Spannungs-Entspannungs-Rhythmus zu bewegen.

Psychosomatische Störungen

Der Psychosomatiker Frederick Mathias Alexander hat die Störungen der vegetativen Funktionen in zwei Hauptkategorien eingeteilt. Zur ersten Gruppe zählen danach die vegetativen Störungen, die von einer Dauererregung des sympathischen Nervensystems herrühren. Psychische Stressoren versetzen unseren Organismus in Alarm- und Kampfbereitschaft, der »Kampf« findet aber infolge der Hemmung aversiver oder aggressiver Impulse nie statt. Wut, Aggression und Sexualität werden gestaut. Niemand haut mal auf den Tisch, erhebt die Stimme und »verschafft sich Luft«. Wohlgemerkt ist mit »Abreagieren« kein explosives Dampfkochtopf-Gehabe gemeint, bei dem »kein Auge trocken bleibt«, sondern ein frühzeitiger Ausdruck von Emotionen im Moment ihres Entstehens. Gelingt dies nicht, kommt es zur Übererregung unter der Decke äußerer Beherrschtheit. Psychosomatische Störungen, die zu dieser Gruppe gerechnet werden, sind essentieller Bluthochdruck, Schilddrüsenüberfunktion und Spannungskopfschmerz.

Zur zweiten Gruppe rechnet Alexander emotionelle Störungen, die durch ein verstärktes Zurückziehen gekennzeichnet sind. Man wendet sich hilfesuchend von der Situation ab, anstatt der unangenehmen Realität ins Auge zu sehen. Nicht einmal im Ansatz wird »gekämpft« oder »geflüchtet«, man stellt sich einfach »tot«. Wie ein kleines Kind zieht man sich vor der Situation zurück. Wird das aktive Hilfesuchen durch irgendwelche Umstände (etwa übermäßiger Stolz) blockiert, führt das zu einer Dauerstimulation des parasympathischen Zweiges im vegetativen Nervensystem – Krankheiten wie Asthma und Magen-Darm-Leiden können die Folge sein.

Beiden Gruppen gemeinsam ist das chronische Ungleichgewicht des vegetativen Nervensystems. Hinzu kommen oft noch entsprechende Faktoren einer ungesunden Lebensweise (oft indirekte Streßsymptome) wie übertriebener Kaffee- oder Cola-Genuß, der das sympathische, aktivierende Nervensystem stimuliert, oder einseitige basische (Parasympathikus) oder saure (Sympathikus) Ernährung. Stressoren wie Nikotin und Alkoholmißbrauch, Schlafmangel oder Überernährung tun ein übriges. Das alles kommt natürlich nicht von ungefähr, sondern ist meistens durch die langen Jahre unserer Erziehung verursacht, durch eigene Bequemlichkeit fest in uns verankert.

Bei aller Bedeutsamkeit der vorgenannten Aspekte muß allerdings eingeschränkt werden, daß es zwar zu Krankheiten und chronischen Kopfschmerzen kommen kann, aber nicht muß. Weist jemand die erwähnten Strukturen auf, spricht man von einer »Risikopersönlichkeit«. Durch folgende Entwicklung wird sie charakterisiert:

▷ Erziehung und Vorbilder führen zu einer Hinwendung zu schädlichen Gewohnheiten: Rauchen, Trink- und Eßgewohnheiten, Medikamentenmißbrauch und andere Suchterscheinungen bzw. Süchtigkeiten.

▷ Das Niveau emotionaler Erregbarkeit übersteigt ein normales Maß, mit risikoträchtigen körperlichen Begleiterscheinungen. Erlebnisse als Kind prägen späteres Erwachsenenverhalten und lassen uns in vielen Situationen unangemessen reagieren. Man denke nur an das weit verbreitete Rivalitäts- und Konkurrenzverhalten, das in keinem Verhältnis mehr zu dem tatsächlich Erreichbaren steht.

▷ In der Folge kommt es zu weiteren organischen Risiken: durch Bewegungsmangel zu Haltungsschäden und Übergewicht. Durch häufige emotionale Blutdruckanstiege zu Gefäßveränderungen.

▷ Emotionale Erfahrungen wie Angst oder Aggression lösen immer wieder gleiche Verhaltensmuster aus, die tief im Unterbewußtsein verankert werden.

Dreijährige Untersuchungen an der Alexander-Klinik in Boston, die die Treffergenauigkeit erfahrener Psychosomatiker bei der Krankheitsdiagnose allein anhand der Lebensgeschichte der Patienten zum Thema hatten, brachten Erstaunliches zutage: Danach liegt die Trefferquote mit etwa 60 bis 65 Prozent außergewöhnlich hoch. Ausgegangen war man von einer wahrscheinlichen Quote um die elf Prozent.

All das zeigt, daß neben ererbten Faktoren auch soziale, umweltbedingte Faktoren und die jeweils eigene psychische Verarbeitungs-»Methode« ursächlich an der Entstehung von Krankheiten beteiligt sind. Es konnte allerdings bislang noch nicht ausreichend geklärt werden, wie es im Einzelfall zur spezifischen Organwahl kommt; warum also in einem Fall ein Magengeschwür entsteht und in einem anderen Fall chronische Kopfschmerzen auftauchen. Fest steht nur: über die Hypophyse werden viele vegetative Prozesse ausgelöst, die stark vom Persönlichkeitstyp abhängen.

Emotioneller Streß wirkt sich, wie wir gesehen haben, über das limbische System, den Hypothalamus und das vegetative Nervensystem auf die Gefäße aus, im Sinne einer *Vasokonstriktion* (Zusammenziehung) und einer nachfolgenden *Vasodilatation* (Erweiterung), ist also mithin ein direkter Verursacher von Kopfschmerz.

Beim Migräniker kann emotionale Spannung einen Anfall auslösen, seine Dauer verlängern oder die Schmerzintensität steigern. Der *Typus migränicus* zeigt darüber hinaus einige Verhaltensweisen (siehe S. 21), die auf Dauer mit großer Wahrscheinlichkeit zu vegetativen Störungen führen.

CHECKLISTEN

Diagnostischer Wegweiser

Wir haben schon angedeutet, wie wichtig eine genaue Abklärung möglicher körperlicher Ursachen von Kopfschmerzen ist, zumindest soweit sie der Arzt vornehmen kann. Der folgende Fragenkatalog ist als Vorabklärung gedacht, die auf den Besuch beim Arzt vorbereiten soll. Sie können ihn ausfüllen, heraustrennen/kopieren und dem Arzt Ihres Vertrauens vorlegen.

1. Wann traten die Schmerzen erstmals auf? (Versuchen Sie sich an die genauen Umstände zu erinnern. Gab es Konflikte, Schicksalsschläge, Versagenssituationen, berufliche oder private Veränderungen? Auch scheinbar Nebensächliches könnte eine Rolle spielen.)

   ....

   ....

   ....

   ....

   ....

2. Wann traten Verschlimmerungen oder Besserungen ein?

   ....

   ....

   ....

3. Haben Sie ausschließlich Kopfschmerzen oder machen sich noch andere Symptome bemerkbar?

   ....

   ....

   ....

4. Leiden Sie an Bluthochdruck? Ja/Nein
Zu niedrigem Blutdruck? Ja/Nein
Zahn- oder Kieferkrankheiten? Ja/Nein
Nebenhöhlenerkrankungen? Ja/Nein
Augenerkrankungen? Ja/Nein
Nieren-Blasen-Erkrankungen? Ja/Nein
Erkrankungen von Magen-Darm-Galle? Ja/Nein

an anderem? .... Ja/Nein

wenn ja, worunter:

....

5. Wo sind die Schmerzen lokalisiert: Stirn, Schläfe, ganzer Kopf, Gesicht, Augen, Nacken, Hinterkopf? Empfinden Sie die Schmerzen als oberflächlich, tiefsitzend oder ausstrahlend?

....

....

6. Sind die Schmerzen leicht, erträglich, störend, stark, unerträglich?

....

7. Wie fühlen sich die Schmerzen an? Bohrend, hämmernd, stechend, dumpf, krampfartig, pulsierend, klopfend, drückend? Liegen sie wie ein Reif oder Helm um den Kopf?

....

....

8. Treten die Schmerzen anfallartig und akut auf? ....

9. Hatten Sie die Schmerzen früher anfallartig, jetzt aber dauernd?

....

10. Treten die Schmerzen in Intervallen auf, wenn ja, wie lange sind die schmerzfreien und schmerzhaften Intervalle?

....

....

11. Empfinden Sie die Schmerzen immer gleich? (Beschreiben Sie gegebenenfalls die Veränderungen)

. . . .

. . . .

12. Treten die Schmerzen in Kombination mit oder als Folge von Wetterumschwung, Alkohol, Nikotin, Menstruation, Arbeit, Schwangerschaft oder anderen Faktoren auf?

. . . .

. . . .

13. Fühlen Sie beim Betasten der Nacken- und Schultermuskulatur öfter schmerzhafte Stränge oder Knötchen? . . . .

14. Hört der Schmerz plötzlich oder langsam auf? . . . .

15. Tritt er immer auf der gleichen Kopfseite auf? . . . .

16. Fühlen Sie sich vor den Schmerzen besonders wohl, wach, leistungsfähig oder mißgestimmt, zerschlagen, müde, energielos?

. . . .

. . . .

17. Sind Sie während der Schmerzen besonders reizbar, ist Ihnen übel, vertragen Sie Licht, Geräusche, Gerüche nicht?

. . . .

. . . .

18. Haben Sie vor oder nach den Schmerzen Sehstörungen? . . . .

19. Gibt es sonstige Symptome, die während der Schmerzen zu beobachten sind: Schwitzen, Erbrechen, Mißempfindungen in Armen, Beinen und Gesicht, Doppeltsehen, Sprachstörungen oder anderes?

. . . .

. . . .

20. Bringt Ihnen ein abgedunkeltes Zimmer eine gewisse Linderung? . . . .

21. Fühlen Sie sich depressiv und verlassen während der Schmerzperiode? Eventuell danach aktiv und wohl?

. . . .

22. Sind in Ihrer Familie, bei Ihren Großeltern häufig Kopfschmerzen und Migräne vorgekommen? Wenn ja, welcher Art waren sie und sind die Auslöser bekannt?

. . . .

. . . .

Psychosomatischer Steckbrief

Gebrauchsanweisung

Wenn Sie sich an diesen Test machen, vergessen Sie bitte alle »Tests«, denen Sie sich bisher in Ihrem Leben unterzogen haben. Es geht hier nicht um »gute Noten«, um meß- und zählbare Leistung, um »Bewertung«. Sie stehen nicht auf einem unsichtbaren Prüfstand, der ein unfehlbares Urteil über Ihren Charakter ausspuckt. Wir sind keine Astrologen, und wir wollen keine Charaktereigenschaften »festschreiben«.

Machen Sie diesen Test alleine, ohne »Hilfe«, ohne Aufsicht, ohne sich unter Druck zu setzen, ohne Streß. Suchen Sie sich ein gemütliches Plätzchen, wo Sie eine Weile ungestört sein können. Nehmen Sie sich Zeit!

Vor allem aber beachten Sie eines: Sie werden niemals und unter keinen Umständen von diesem Test irgend etwas profitieren können, wenn Sie nicht aufrichtig antworten! Aufrichtigkeit ist das einzige, was hier zählt. Nur wenn Sie ehrlich mit sich selbst umgehen, können Sie aus der Beantwortung der Fragen Gewinn ziehen. Dieser Gewinn liegt nicht im »demütigen« Akzeptieren der »Auswertung« verborgen. Er findet sich in der Auseinandersetzung mit der Frage und der Antwort, die Sie ausschließlich sich selbst und sonst niemandem geben.

Lesen Sie in Ruhe die Fragen, antworten Sie, zählen Sie die Punkte zusammen, lesen Sie die Auswertung. Danach kommt der wichtigste Teil: Lesen Sie die Ja-Nein-Aussagen noch einmal und stellen Sie sich dabei vor, ein anderer Mensch, eine andere Frau oder ein anderer Mann hätten sie gegeben! Versuchen Sie, sich diesen Menschen vorzustellen. Werfen Sie dann einen Blick auf sich selbst mit beobachtender Distanz, ohne wertendes Urteil! Wenn Ihnen diese vorurteilsfreie Beobachtung gelingt, haben Sie einen der wichtigsten Schritte überhaupt unternommen, um ihre Krankheit an der Wurzel zu packen.

Um Ihnen die Beobachtung zu erleichtern, haben wir die Aussagen so formuliert, daß Ihnen die nötige Distanz leichter fällt: Die Rede wird sein von einem Menschen (männlich oder weiblich), dem Sie mit Ihren Antworten Leben einhauchen. Er steht zunächst zur »Diskussion«, nicht Sie.

STECKBRIEF

Teil I			**Punkte**
Alter	18–30		3
	31–40		4
	41–50		2
	51–60		2
	darüber		1
Ernährungsgewohnheiten			
2–3 normale Mahlzeiten pro Tag			0
2–3 große Mahlzeiten pro Tag (mindestens zwei warme)			4
2–3 normale Mahlzeiten mit kleinen »Zwischendurchnaschereien«			6
viele kleine Mahlzeiten unregelmäßig über den Tag verteilt			6
Alkohol			
wenig oder keiner			1
normal			0
zuweilen größerer Konsum			4
regelmäßig größerer Konsum			6
Nikotin			
er raucht nicht			0
er hat einmal geraucht			1
Pfeifenraucher			4
Zigarettenraucher		1–10 pro Tag	4
		11–20	6
		darüber	8
Körperliche Bewegung			
regelmäßig und viel			0
unregelmäßig und viel			2
regelmäßig und wenig			3
kaum			6
		Summe	...

	Übertrag	…

Lebensrhythmus	
regelmäßige Arbeits- und Freizeit	0
unregelmäßige Arbeitszeit	3
Arbeit unter Zeitdruck und Streß	6
viele Reisen mit Klima- und Zeitverschiebungen	6

		Ja	*Nein*
1.	Schuldgefühle, schlechtes Gewissen, Skrupel sind Fremdworte für ihn.	0	3
2.	Er kann sich nicht daran erinnern, wann er das letzte Mal so sehr gelacht hat, daß ihm die Tränen kamen.	2	0
3.	Manchmal ist ein Ausflug mit der Familie »stressiger« als seine Arbeit.	4	0
4.	Verdienen tut er gerade, was er für sich und seine Familie zum Leben braucht, manchmal weniger.	3	0
5.	Wenn er etwas verschenkt, erwartet er zumindest Dankbarkeit.	3	0
6.	Er schläft gut ein und durch.	0	3
7.	Er nimmt sich viel zu Herzen.	2	0
8.	Wenn er vor vielen Menschen sprechen muß, wird er rot.	1	0
9.	Er besitzt die Fähigkeit, seinen Ärger hinunterzuschlucken.	3	0
10.	Die meisten der Aufgaben, die ihm gestellt werden, »schüttelt er aus dem Ärmel«.	0	1
11.	Manchmal sagt er Dinge, die er später bereut.	2	0
12.	Selbst wenn sich alles gegen ihn verschworen hat, läßt er den Mut nicht sinken.	0	1
13.	»Wie soll das alles noch weitergehen« ist ein Satz, den man von ihm häufiger zu hören bekommt.	3	0
14.	Er kann sich nicht erinnern, wann er das letzte Mal geweint hat.	2	0
15.	Liegt er abends einmal wach im Bett, sind Probleme und Sorgen das häufigste »Thema«, um das seine Gedanken kreisen.	4	0
16.	»Man muß sich schließlich damit abfinden, daß…«: So fangen manche seiner Sätze an.	2	0
17.	Bei allen seinen Freunden und Bekannten ist er besonders wegen seiner Umgänglichkeit und Nachgiebigkeit beliebt.	2	0
18.	Morgens fühlt er sich oft schlapp und lustlos.	3	0
19.	Zu seinen angenehmsten Eigenschaften zählt, daß er nicht nachtragend ist.	0	3
20.	Vieles geht ihm an die Nieren.	2	0
21.	Manchmal bleibt ihm der Bissen im Halse stecken vor Wut.	3	0
	Summe	…	…

Übertrag	...	...
22. Über Menschen, die sich wegen jeder Kleinigkeit schwarz ärgern, kann er nur lachen.	0	2
23. Vieles, was man heute so in den Zeitungen liest, geht ihm an die Nieren.	3	0
24. »Wer wagt, gewinnt« ist ein Sprichwort, das von ihm stammen könnte.	0	2
25. Wenn er einmal deprimiert ist, dann neigt er dazu, sich kulinarischen Genüssen hinzugeben.	3	0
26. Probleme löst er lieber alleine.	2	0
27. Oft sagt er Ja, wenn ihm in Wirklichkeit nach einem klaren Nein zumute ist.	3	0
28. Wenn ihm was nicht paßt, dann hält er mit seiner Meinung nicht hinterm Berg, auch wenn er sich dabei »blaue Flecken« holt.	0	2
29. Herrschsucht kann man ihm nicht nachsagen.	0	2
30. Sexuelle Probleme sind ihm fremd.	0	4
31. Man kann nicht sagen, daß er eine streng religiöse Erziehung »genossen« hat.	0	2
32. Wenn er in Gesellschaft ist, vermeidet er es, sich in den Mittelpunkt zu stellen.	2	0
33. Es fällt ihm leicht, seinem Partner die Treue zu halten.	0	3
34. Hilfsbereitschaft und Uneigennützigkeit gehören zu seinen besten Eigenschaften.	0	1
35. Von seiner Umwelt anerkannt zu werden, ist ihm ein besonderes Anliegen.	3	0
36. Wenn er ungerecht behandelt wird, kann er stinksauer werden.	3	0
37. Zu seinen Eltern hat er ein gutes Verhältnis.	0	5
38. Er nimmt regelmäßig Medikamente.	3	0
39. Er ist bei seinen Vorgesetzten sehr beliebt.	0	4
40. Er ist bei seinen Untergebenen sehr beliebt.	0	2
41. Beliebt sein ist ihm wichtig.	4	0
42. Kritik verträgt er gut.	0	3
43. Manchmal hat man ihn schon als Geizhals bezeichnet.	3	0
44. In vielen Situationen hat er Rückgrat bewiesen.	0	2
45. Viele Menschen bewundern sein Selbstvertrauen.	0	2
46. Manchmal beschleicht ihn das Gefühl, im Leben ein Versager zu sein.	4	0
47. Die Beziehung zum Partner betrachtet er als befriedigend.	0	5
48. Wenn er auf sein Leben zurückschaut, dann denkt er manchmal: »Abenteuerlich war es schon ...«	2	0
49. In kitzligen Situationen stockt ihm manchmal der Atem.	2	0
50. In Gesellschaft ihm fremder Menschen fühlt er sich unwohl.	2	0
Summe	...	...

Übertrag	...	...
51. Er war ein Einzelkind.	2	0
52. Selbstzweifel sind ihm fremd.	0	3
53. Nach einem Streit mit ihm kommt es meist rasch zu einer Versöhnung.	0	3
54. Wenn Freunde sich bei ihm Geld leihen wollen, gibt er gerne, wenn er es sich leisten kann.	0	3
55. Übermäßigen Ehrgeiz kann man ihm nicht nachsagen.	0	3
56. »Egoist« nennt man ihn selten.	0	2
Summe Teil I	...	...

Teil II

1. Er trinkt regelmäßig Alkohol.	3	0
2. Manchmal ärgert er sich über seine unregelmäßigen Arbeitszeiten.	2	0
3. In seinem Leben bereiten ihm viele Dinge Kopfzerbrechen.	4	0
4. Erfolgserlebnisse sind ihm Lebenselixier.	3	0
5. Was er sich einmal vorgenommen hat, setzt er mit aller Hartnäckigkeit durch.	4	0
6. »Kopf hoch!« ist ein Ausruf, den man von ihm öfters hören kann.	1	0
7. Zum Zeitpunkt des ersten Auftretens seiner Kopfschmerzen hatte er		
ein besonderes Erlebnis	2	0
einen persönlichen Konflikt	4	0
großen Ärger	4	0
eine Krankheit	1	0
8. In letzter Zeit hat seine Leistungsfähigkeit nachgelassen.	2	0
9. Für seinen Ordnungssinn hat man ihn schon oft gelobt.	3	0
10. »Pedant« ist ein Wort, das er sich auch schon mal gefallen lassen mußte.	3	0
11. Für Ordnung verwendet er viel Zeit und Kraft.	4	0
12. Gekleidet ist er immer korrekt bis penibel.	2	0
13. Tadel an seinem Äußeren kann er gar nicht vertragen.	2	0
14. »Unnötige Großzügigkeit« kann man ihm nicht nachsagen.	2	0
15. Wenn man ihm neue Aufgaben aufhalst, kann er selten Nein sagen, auch wenn er ohnehin schon viel »um die Ohren« hat.	3	0
16. »Spare in der Zeit, dann hast du in der Not«: das Sprichwort könnte von ihm sein.	2	0
Summe	...	...

Übertrag	...	...
17. Arbeit ist sein Leben.	4	0
18. Wenn er in eine Aufgabe vertieft ist, ist es ihm ein Greuel, gestört oder unterbrochen zu werden.	2	0
19. »Überziehkredit« ist ihm ein Fremdwort.	1	0
20. »Vorsicht ist die Mutter der Porzellankiste«: noch ein Sprichwort, das von ihm sein könnte.	2	0
21. Den »oberflächlichen« Genüssen des Lebens kann er nur wenig abgewinnen.	3	0
22. Oberflächliche Menschen sind ihm ein Greuel.	2	0
23. Man schätzt ihn wegen seiner exquisiten Höflichkeit.	2	0
24. Unter seinen guten Freunden fühlt er sich am wohlsten.	1	0
25. Manchmal leidet er an unbestimmten Ängsten.	3	0
26. Wenn man ihn nicht ständig beaufsichtigt, dann pfuscht er auch manchmal bei der Arbeit.	0	2
27. Meist wirkt er nach außen ziemlich gelassen, aber wie es drinnen aussieht, weiß keiner.	3	0
28. Echte Entspannung gönnt er sich selten.	3	0
29. Manchmal versucht er mehr zu leisten, als er eigentlich schaffen kann.	3	0
30. Tests wie dieser machen ihm ein mulmiges Gefühl in der Magengrube.	1	0
31. Sein Körper reagiert deutlich auf Witterungsumschwung und Klimawechsel.	3	0
32. Körperliche Bewegung und Sport machen ihm viel Spaß, und er frönt diesem »Hobby« regelmäßig.	0	3
33. Außer Kopfschmerzen leidet er auch unter		
Nervosität	2	0
Reizbarkeit	2	0
innerer Unruhe	2	0
Schlafstörungen	3	0
34. Wenn er krank ist, kümmert man sich in seiner Umgebung sehr um ihn.	3	0
35. Manchmal wird er ausgerechnet vor wichtigen Terminen krank.	4	0
Summe Teil II:	...	...
Summe Teil I und Teil II:	...	...

AUSWERTUNG

Wichtig für die Auswertung sind zwei Zahlen: die Summe aus Teil I und II und die Summe aus Teil II.

Die Summe aus Teil I + II sagt Ihnen, wie hoch die Wahrscheinlichkeit ist, daß die Ursache Ihrer Krankheit bzw. Ihrer Kopfschmerzen in Ihrer Psyche zu suchen ist, in ständig sich wiederholenden Denk- und Gefühlsmustern. Sie erfahren auch, welche Maßnahmen therapeutischer Natur in Ihrem Fall am vielversprechendsten sind.

Die Summe aus Teil II macht eine Aussage darüber, ob Sie dem schon besprochenen *Typus Migränicus* zuzurechnen sind. Sie können am Ergebnis ablesen, ob Ihre Migräne oder Ihre Kopfschmerzen auf der Basis einer Gesamt-Persönlichkeitsstruktur entstehen bzw. zumindest von ihr gefördert werden.

Teil I + II

Bis zu 80 Punkte:

Ihre Situation: Wenn Sie die Fragen ehrlich beantwortet haben, kann man Sie nur beglückwünschen: Ihre Psyche ist ein schlechter Nährboden für Krankheiten jeder Art. Man könnte es so formulieren: Sie haben keinen »Bedarf« für sie.

Therapievorschläge:
▷ Wenn Sie unter Kopfschmerzen leiden, sollten Sie sich zuallererst um eine ärztliche Abklärung möglicher körperlicher Ursachen bemühen.
▷ Interessant könnten für Sie vor allem die Sofortmaßnahmen (siehe S. 46) und auch das »Vorbeuge-Programm« (siehe S. 73) sein: Möglicherweise finden Sie heraus, in welchen Punkten Sie gegen ein harmonisches Funktionieren Ihres Körpers »sündigen«. Unsere Vermutung ist, daß Sie selbst die Ursachen Ihrer Kopfschmerzen genau kennen, bisher aber mehr oder weniger »in Kauf genommen« haben.

80 bis 180 Punkte:

Ihre Situation: Wir gratulieren! Auf der Stufenleiter des »ganz normalen Wahnsinns« nehmen Sie einen komfortablen Mittelplatz ein. Normal deshalb, weil die meisten von uns in der heutigen Zeit kaum eine Chance haben, dem Alltagsstreß zu entgehen bzw. ein natürliches, gesundes und vor allem freundschaftliches Verhältnis zu unserem Körper und zu unseren Mitmenschen zu entwickeln. Eine normale körperliche Konstitution vorausgesetzt, ist die Wahrscheinlichkeit, daß Krankheiten bei Ihnen eher psychische Ursachen haben, nicht größer als bei den meisten Ihrer Mitmenschen. Was soviel bedeutet wie: relativ hoch.

Therapievorschläge:
▷ Wenn Sie unter chronischen oder regelmäßig wiederkehrenden Kopfschmerzen leiden: Gehen Sie zu einem Arzt, der Ihr volles Vertrauen genießt. Untersuchungen an der Universität Stanford/USA haben ergeben, daß ein Heilungserfolg viel wahrscheinlicher ist, wenn das Verhältnis zum behandelnden Arzt vertrauensvoll und freundschaftlich ist, unabhängig von der angewandten Therapiemethode.

▷ Nehmen Sie sich das Kapitel »Medizin für die Psyche« (S. 120) vor und arbeiten Sie damit. Machen Sie es sich nicht einfach, gehen Sie nicht über Teile achtlos hinweg, die Sie »nicht verstehen« – dort liegt meist der geistige Stoff verborgen, der Ihnen am meisten helfen könnte, gegen dessen Verständnis sich Ihr »Ego« wehrt.
▷ Beobachten Sie sich genau und beantworten Sie sich die folgenden Fragen: Unter welchen äußeren Umständen werde ich krank? Wie reagiert meine Umgebung, wenn ich krank werde, und welchen »Nutzen« ziehe ich daraus? Weiche ich etwa vor irgend etwas aus?
▷ Besorgen Sie sich die Bücher, die wir im Index zum Kapitel »Medizin für die Seele« empfehlen! Wir halten sie für äußerst wertvoll, um beim »Unternehmen Selbsterkenntnis« einen Schritt weiterzukommen. Ein Schritt, der vor allen anderen kommen sollte, abgesehen natürlich von den notwendigen Sofortmaßnahmen.

Über 180 Punkte:

Ihre Situation: Wenn Sie die Fragen ehrlich beantwortet haben, können Sie sich wahrscheinlich schon vorstellen, was jetzt kommt: nichts, was Sie nicht schon wüßten. Sie sind ein guter »Bauer«. Das Feld, das Sie bestellen, ist ein hervorragender Nährboden fürs Krankwerden und Kranksein, und wenn Sie sich bisher erst mit diversen Wehwehchen herumschlagen müssen, dann nur deshalb, weil Sie wahrscheinlich eine bärenstarke Konstitution besitzen.

Sie führen ein Leben, das mit dem Inneren eines Dampfkochtopfs vergleichbar ist: Der Druck ist sehr hoch. Es muß nicht gleich zu Explosionen kommen, das hängt von vielen Faktoren ab, wie etwa Lebensgewohnheiten und Erbfaktoren, aber es ist nicht unwahrscheinlich!

Therapievorschläge:
▷ Ganz besondere Aufmerksamkeit sollten Sie dem Kapitel »Medizin für die Psyche« (S. 120) widmen. Arbeiten Sie damit. Lassen Sie Ihre Phantasie spielen, machen Sie sich die Texte »zu eigen«.
▷ Setzen Sie sich mit einem guten Freund zusammen und besprechen Sie die Texte aus diesem Kapitel gemeinsam. Tauschen Sie sich aus. Sie wissen ja: Den Splitter im Auge des anderen zu erkennen, fällt leichter, als den Balken im eigenen Auge zu sehen.
▷ Wenn Sie jemanden sagen hören »Reiß Dich zusammen!«, ignorieren Sie ihn. Den Teufel mit dem Beelzebub auszutreiben ist nicht die Lösung.
▷ Wenn Sie so sehr unter Schmerzen zu leiden haben, daß Ihr »Funktionieren« im Alltag bedroht ist, sollten Sie eventuell das Erlernen von Autogenem Training oder eine Psychotherapie (Gesprächstherapie) ins Auge fassen. Vergessen Sie das Vorurteil, Psychotherapie-Patienten seien »nicht ganz richtig im Kopf«. Eine Psychotherapie ist kein Werturteil über einen Menschen, genausowenig wie sein Kontostand! Es ist ein Zeichen dafür, daß ein Mensch mit den vielen krankmachenden Faktoren unserer Zeit, die entweder von außen auf ihn einströmen oder sich in ihm als Denk- und Gefühlsmuster festgefressen haben, nicht mehr allein zurecht-

kommt. Und das ist in den meisten Fällen eher ein Zeichen für eine höhere Sensibilität als für eine »Schwäche«.

▷ Schmökern Sie in den Büchern, die wir im Index an das Kapitel »Medizin für die Psyche« (S. 141) empfehlen. Sie können sich für Sie als eine Schatztruhe für konstruktive und gesundmachende Anstöße erweisen.

Teil II

Bis zu 40 Punkte:

Sollten Sie unter Migräne leiden, müssen Sie ihre Ursache woanders suchen: dem *Typus Migränicus* gehören Sie wahrscheinlich nicht an. Sie sollten sich deshalb besonders sorgfältig um eine Abklärung möglicher physischer Ursachen wie Wetterfühligkeit oder Muskelverspannungen bemühen.

40 bis 60 Punkte:

Sie weisen eine Charakterstruktur auf, die durchaus einige Anfälligkeiten zur Migräne bietet. Lernen Sie vor allem, in Ihrem Leben Extreme zu vermeiden, sowohl was körperliche Belastungen als auch was Ihre geistig-seelische Haltung sich selbst und ihren Mitmenschen gegenüber betrifft. Jede Art von Fanatismus ist Gift für Sie. Ein wenig mehr Gelassenheit täte not.

Über 60 Punkte:

Wir gratulieren, Sie haben den Test bestanden! Sie gehören recht eindeutig dem *Typus Migränicus* an. Das muß nicht heißen, daß Sie unter Migräne zu leiden haben, erhöht aber die Wahrscheinlichkeit, daß Sie sie bekommen und läßt vermuten, daß Sie für Ihre Mitmenschen manchmal kein sehr umgänglicher Zeitgenosse sind.

Wir können Ihnen nur raten: Lesen Sie dieses Buch in Ruhe, lassen Sie sich davon inspirieren. Betrachten Sie es als Werkzeug, als einen Schlüssel zu (noch) verborgenen Winkeln und Ecken Ihrer Persönlichkeit. Vielleicht sind die Entdeckungen, die Sie dabei machen werden, nicht sehr schmeichelhaft für das Bild, das Sie von sich selbst besitzen. Aber denken Sie daran: Realismus, Aufrichtigkeit und Humor sind die wirksamste Medizin für ein gesundes und vor allem sinnerfülltes Leben.

THERAPIE ANGEBOTE

Was man sofort tun kann
Akupressur · Massagen und Bewegungsübungen
Wasseranwendungen · Pflanzenwirkstoffe
Entspannungsübungen

Vorbeuge-Programm
Wasser, Licht und Luft · Bewegung
Lebensweise · Körperhaltung

Ernährungs-Fahrplan
Bausteine einer gesunden Ernährung
Aus Vernunft: Vollwertkost
Kleines Brevier von der Kunst des Essens

Medizin für die Psyche
Gedanken über die Freundschaft
Geschichten zum Gesundwerden
Plädoyer für die Phantasie

WAS MAN SOFORT TUN KANN

Die Suche nach dem Schuldigen

Jede Krankheitstherapie, jedes helfende Eingreifen in den Organismus eines Menschen sollte sich dem »ganzen« Menschen widmen. Nur dann verspricht eine Therapie dauerhaften Erfolg.

Keine Krankheit existiert »im luftleeren Raum«, sie wächst und gedeiht auf einem vielfarbigen Nährboden, der aus den verschiedenartigsten Bestandteilen zusammengesetzt ist: aus eingefleischten Gewohnheiten und automatisierten Verhaltensmustern, falscher Ernährung und Körperhaltung, Raubbau an körperlichen und geistigen Kräften und vielem mehr.

Natürlich gibt es einfache Zuordnungen, in denen Ursache und Wirkung klar auf der Hand zu liegen scheinen: Wenn ich zuviel rauche, bekomme ich Kopfschmerzen so sicher wie das Amen in der Kirche. Wenn ich nur mit Unterhemd bekleidet drei Tage »im Regen stehe«, bekomme ich eine Erkältung oder Schlimmeres. Was aber ist nun die Ursache von Kopfschmerzen? Einer Erkältung? Etwa die »Vasodilatation« der zum Gehirn führenden Gefäße? Die Unterkühlung des Körpers? Und: Was bringt mich eigentlich dazu, zuviel zu rauchen? Oder mich dem Regen ohne Schutz auszusetzen? Wer oder was hat Schuld?

Vergleichen wir doch einmal den menschlichen Körper mit einer hochkomplizierten Maschine: Unsere Maschine besteht aus einer großen Vielfalt verschiedenster Einzelteile mit unterschiedlichsten Funktionen. Erst ihr reibungsloses Zusammenspiel – zu dem auch dosierte Belastungen gehören – ermöglicht der Maschine, ihre Aufgabe als Ganzes zu erfüllen. In unserem Körper läuft dieses Zusammenspiel der einzelnen Organe und Funktionsbereiche noch weit subtiler und vernetzter ab als bei einer technischen Maschine. So reagieren beispielsweise allein in unserem Gehirn zwischen 100 000 und 1 000 000 verschiedene chemische Stoffe auf- und miteinander.

Psychische Vorgänge üben außerdem starke Wirkungen auf unsere Organvorgänge aus. Ängstliche, nervöse und gestreßte Menschen leiden daher weit häufiger an Infektionen, Erkältungen und Kopfschmerzen als »gesetztere«, ruhigere Menschen. Ängste und Streß kann man sich deshalb als »Sand im Getriebe« der »Maschine Körper« vorstellen, sie behindern den reibungslosen Ablauf der Körperfunktionen und damit auch eine Bekämpfung der Krankheit.

Wenn Sie erkannt haben, daß Gesundheit nur auf einem guten Nährboden gedeihen kann, werden Sie versuchen, Unkraut zu jäten. Dazu müssen Sie das »Unkraut« aber erst einmal erkennen können.

Einen ganz wichtigen Schritt in Richtung jenes dynamisch-lebendigen Zustandes, auch »Gesundheit« genannt, haben Sie dann unternommen, wenn Sie sich aktiv mit der Krankheit auseinandersetzen.

Das darf nun keineswegs in verkrampfte Selbstanalyse oder gar Hypochondrie ausarten oder in den generellen Verzicht auf den Arztbesuch münden. Im Gegenteil: sich selbst kennenlernen bedeutet gleichzeitig, mit dem Arzt zusammenzuarbeiten und von seiner Therapie im Sinne eines dauerhaften Erfolges profitieren zu können.

Reizwort Vorbeugung

Vorbeugung ist in vieler Hinsicht zu einem Reizwort geworden und wird häufig mit trockener, humorloser, »kalter« Selbstdisziplin in Verbindung gebracht. Das muß nicht sein.

Vorbeugung ist nichts anderes als »Unkraut jäten« und den Nährboden für Gesundheit in Schuß halten, die körperliche und seelische Verfassung stärken.

Wenn wir noch einmal das Bild von der »Körpermaschine« zu Hilfe nehmen, so wird jedem klar, daß viele kleine Ungleichgewichte die Aufgabe und die Arbeit der Maschine zunehmend erschweren, bis es schließlich zu Funktionsausfällen – Krankheit – kommt. Einige Bereiche, in denen wir vorbeugend tätig werden können, sind Ernährung, Bewegung, Körperhaltung und Lebensweise.

Wer allerdings »exzessiv seiner Gesundheit frönt«, sich zum Beispiel fanatisch »biogesund« ernährt, sich bei jedem Bissen überlegt, ob er schon genug gekaut hat, jeden kleinsten »ungesunden« Exzeß meidet und womöglich auch noch bei anderen brandmarkt, der unterliegt womöglich einem weit höheren Streß als jemand, der vergnügt seinen Lastern nachgeht und dabei ein umgänglicher Zeitgenosse bleibt.

Ohne Humor und Flexibilität ist es eine enorm anstrengende Sache, sich mit seiner Krankheit auseinanderzusetzen und im Bereich der Vorbeugung tätig zu werden. Im schlimmsten Fall ist die Ursachenforschung und -beseitigung von vorneherein zum Scheitern verurteilt.

Erfolgreiche Krankheitsvorbeugung ist eine Sache kleiner, sanfter, aber kontinuierlicher Schritte. Verkrampfte Hauruck-Methoden, spektakulärer und demonstrativ-stolzer »Verzicht« bringen gar nichts (es sei denn, Sie erfolgen auf dringende ärztliche Anweisung)!

Schmerzmittel: Schaden und Nutzen

Die einfachste Methode, Kopfschmerzen zu bekämpfen, ist der Griff zur Tablette. Leicht erreichbar und oftmals schnell wirkend, kommt sie besonders im Falle der Kopfschmerzen der menschlichen Trägheit sehr entgegen. Von Heilung, das dürfte Ihnen klar sein, kann dann natürlich nicht gesprochen werden.

Viele Patienten befolgen noch nicht einmal die Anweisungen des Arztes, nehmen Tabletten nicht in der vorgeschriebenen Dosierung ein – was Statistiken beweisen.

Nichts ist gegen den Griff zur Tablette zu sagen, wenn Sie sich im akuten Kopfschmerzstadium befinden. Schmerzen auszuhalten stärkt zwar Willenskraft und Standvermögen (»Ein Indianer kennt keinen Schmerz!«), aber all das hat seine Grenzen.

Ein besonderes Problem ist jedoch die Dauereinnahme von Schmerzmitteln, die unter Umständen sogar zur körperlichen Abhängigkeit, zur Sucht führen kann. Deshalb eine dringende Empfehlung: Nur wenn die Einnahme unumgänglich ist und wenn keine anderen Methoden, etwa Akupunktur, angewendet werden können, sollten starke Schmerzmittel eingenommen werden!

Ein Kopfschmerzmittel, das den ersten Rang bei der Behandlung eines Migräneanfalls innehat, ist das *Ergotamintartrat* (in vielen Handelsbezeichnungen erhältlich, auf Inhaltsstoff-Angabe achten). Seine Dauereinnahme führt zu Suchterscheinungen! Ein weiterer Nachteil dieses Mutterkorn-Alkaloides sind die mögliche Auslösung oder Verstärkung eines Migräneanfalls bei höherer Dosierung als empfohlen – was ja bei der Stärke mancher Anfälle durchaus verständlich ist. Die Hauptaufgabe der Mutterkorn-Arzneimittel liegt in der rein symptomatischen Erstbekämpfung des Migräneanfalls.

Die *Acetylsalicylsäure* (ASS), in vielen Schmerzmitteln enthalten, u. a. in Reinform im »Aspirin«, ist ein relativ (!) unschädliches, gut wirksames Schmerzmittel, das nicht nur auf den Kopf-, sondern auch auf den Muskelschmerz wirkt (eine häufige, direkte oder indirekte Ursache von Kopfschmerz). Vor allem die häufige Einnahme kann zu Nebenwirkungen führen (u. a. Mikroblutungen der Magenwand). Nicht einnehmen bei: Schwangerschaft, vor allem in den letzten drei Monaten (kann zu Blutungen führen), bei chronischen und wiederkehrenden Magenbeschwerden, bei Magen- und Zwölffingerdarmgeschwüren, bei vorgeschädigter Niere, bei Asthma oder Überempfindlichkeit gegen Salicylate (Juckreiz, Hautausschläge bis zur Atemnot), bei Kindern und Jugendlichen mit fieberhaften Erkrankungen.

Das *Paracetamol* ist ebenfalls in vielen Schmerzmitteln enthalten, manchmal in Kombination mit Acetylsalicylsäure, Coffein u. a. Es besitzt weit weniger Nebenwirkungen als ASS, selten werden allergische Erscheinungen beobachtet. Allerdings lindert es nicht so wirksam den Schmerz oder senkt das Fieber.

Die Einnahme hoher Dosen über einen längeren Zeitraum kann zu Leber- und Nierenfunktionsstörungen führen und sollte bei entsprechenden Vorschädigungen nicht eingenommen werden.

Auf den folgenden Seiten möchten wir Ihnen unschädliche und giftfreie »Schmerzbekämpfungsmittel« vorstellen, die außer ein paar Gramm Zeit, ein halbes Pfund Selbstdisziplin und einem Kilo Freundschaft mit dem eigenen Körper nichts kosten. Einzige schädliche Nebenwirkung: Ärzte und Pharmaindustrie müssen sich bei erfolgreicher Anwendung nach anderen Umsatzquellen umschauen. Aber bitte: Wählen Sie mit Bedacht aus, experimentieren Sie und wenden Sie nicht alles auf einmal an!

Akupressur

Als »kleine Schwester« der Akupunktur wird die Akupressur gerne bezeichnet. Wie diese gehört sie zu den wesentlichen Bestandteilen der traditionellen chinesischen Medizin. Durch gezielte Massage einzelner oder mehrerer Punkte auf der Körperoberfläche sollen Krankheiten günstig beeinflußt, Beschwerden gelindert werden. Richtige Anwendung vorausgesetzt, kann sich auch ein Laie bei bestimmten Symptomen mit Hilfe von Akupressur Erleichterung verschaffen. Zu einer umfassenden Migränebehandlung sollten Sie allerdings einen Fachmann konsultieren. (Das gilt in vermehrtem Maße für die Akupunktur und auch für die sogenannte Neuraltherapie. Beides sind hochwirksame Methoden, die mit gutem Erfolg angewandt werden und einen Schmerzmittelmißbrauch verhindern helfen, sofern die Therapie in fachkundigen Händen liegt.)

Akupressur-Punkte liegen oft in Hautfalten, in Vertiefungen oder an Muskelansätzen. Die für Sie wichtigen Punkte werden in den folgenden Übungen genau beschrieben und angegeben. Sie haben die richtige Stelle dann gefunden, wenn bei äußerer Einwirkung Schmerz, Spannung, Kälte- oder Wärmegefühl auftritt bzw. wenn Sie eine leichte Verhärtung ertasten können.

Gedrückt wird jeweils mit Daumen-, Fingerkuppen oder mit der ganzen Handfläche in einer Stärke von etwa drei Kilopond. Sie können eine Waage zu Hilfe nehmen, um ein Gefühl für diese Druckstärke zu entwickeln.

Falls im folgenden nicht anders angegeben, sollten Sie etwa fünf Sekunden lang, nicht zu schnell und senkrecht zur Hautoberfläche drücken. Die Punkte sind spiegelverkehrt auf beide Körperhälften verteilt. Behandeln Sie immer beide Punkte. Stoßen Sie auf schmerzhafte Punkte, sollten Sie ihnen erhöhte Aufmerksamkeit schenken; sie sind immer therapiebedürftig. Je nach Dauer der Beschwerden wenden Sie die Behandlung ein- bis zweimal täglich an. Wenn sie sofort anschlägt, eine unmittelbare Besserung spürbar wird, dann ist sie auch erfolgversprechend.

Achten Sie auf kurze Fingernägel und entspannen Sie sich während der Behandlung. In folgenden Fällen ist Akupressur nicht ratsam:

▷ bei gespannter Bauchdecke (mögliche Abwehrspannung durch Blinddarmreizung und andere Erkrankungen),
▷ kurz vor oder nach dem Essen,
▷ während der Schwangerschaft oder Menstruation,
▷ bei Infektionen, Vergiftungen, Geschwülsten oder anderen Krankheiten, in deren Verlauf sich giftige Stoffwechselprodukte im Körper ansammeln,
▷ wenn Beschwerden in das Stadium einer ernsten Erkrankung übergehen. Hier ist der Gang zum Arzt oder Heilpraktiker angezeigt. Akupressur kann dann allerdings als unterstützende Therapie angewandt werden.

In der chinesischen Medizin werden die Kopfschmerzformen nach anderen Kriterien unterschieden als im »Westen«. Wer sich speziell dafür interessiert, dem kann die angegebene Fachliteratur im Anhang (S. 140) sicher weiterhelfen. Wir stellen Ihnen hier eine Auswahl von Techniken vor, die sich bei verschiedenen Kopfschmerzformen besonders bewährt haben.

Ist gleichzeitig die Nacken- und die Schulterpartie verspannt, sollten Sie zur Vorwärmung ein heißes Handtuch auflegen. Beenden Sie die Behandlung, wenn der Schmerz verschwunden ist, und streichen Sie zum Abschluß einige Male mit den Handflächen über den Kopf zum Nacken hin. Machen Sie danach einige lockere und lockernde Bewegungen; beugen Sie beispielsweise Ihren Körper sachte vor und zurück, ziehen Sie die Schultern hoch und lassen Sie sie wieder fallen.

Akupressur bei Stirnkopfschmerz und Schmerzen von den Augen her

Das Nasenbein auf Augenhöhe zwischen Daumen und Zeigefinger fassen und massieren, dann den Punkt in der Mitte der Nasenlänge auf der Mitte des Nasenrückens drücken *(Abb. 1: a)*.

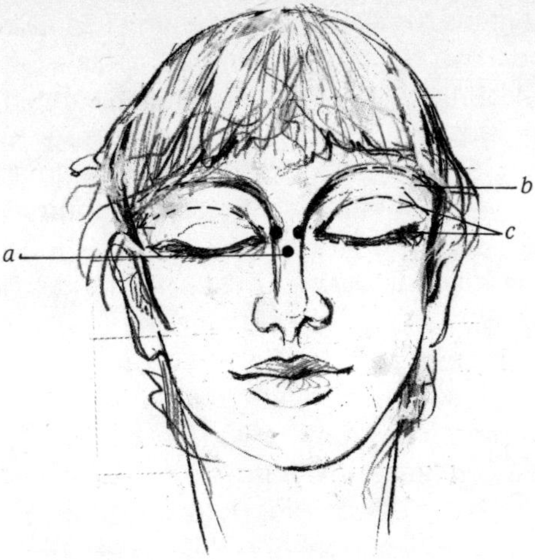

Abb. 1

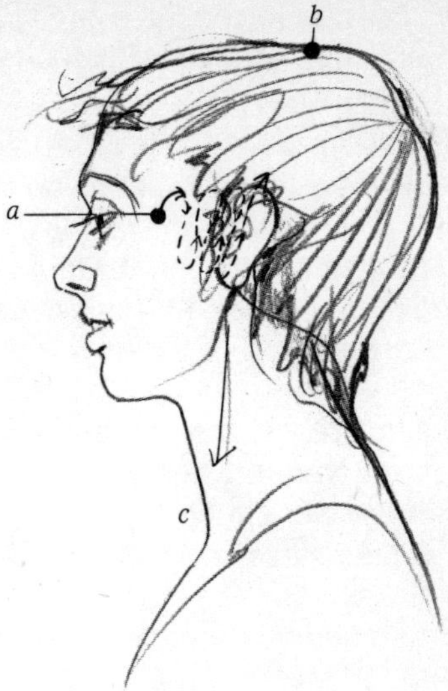

Abb. 2

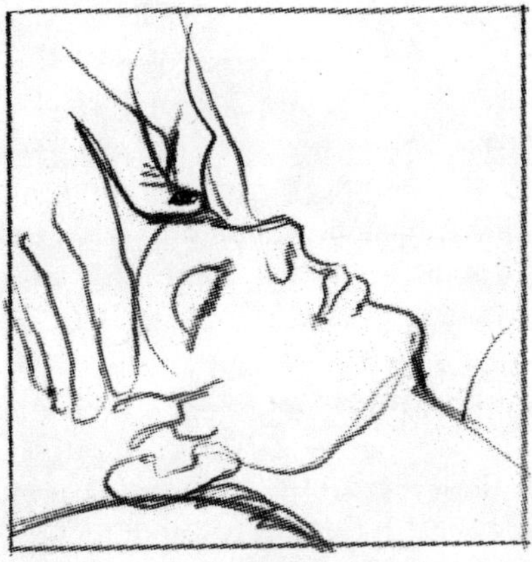

Abb. 3

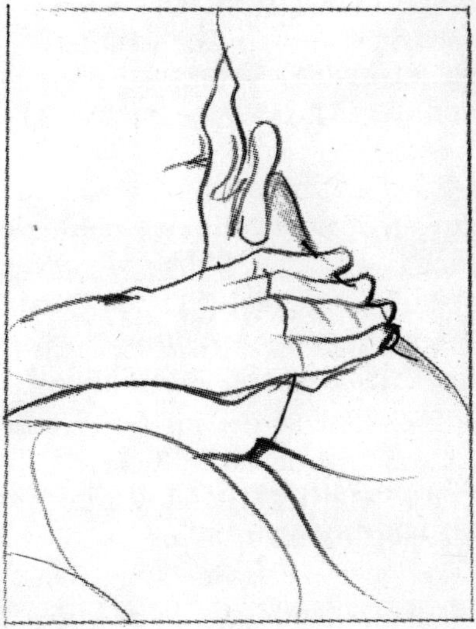

Abb. 4

Mit den Fingerkuppen die Augenbrauen in kreisförmigen Bewegungen und mit leichtem Druck etwa fünfmal von innen nach außen massieren.

Akupressieren Sie die Punkte hinter den äußeren Augenwinkeln *(Abb. 1: b)*. Massieren Sie dann von dort mit kreisförmigen Bewegungen über die Schläfen bis zu den Ohren *(Abb. 2: a)*.

Streichen Sie mit sanftem Druck von innen nach außen die Augenhöhle aus *(Abb. 1: c)*. Akupressieren Sie etwaige schmerzhafte Punkte auf der Stirn *(Abb. 3)*.

Akupressur bei halbseitigen Schmerzen oder Schmerzen vom Nacken her

Legen Sie die Zeigefinger nebeneinander auf den Punkt in der Mitte des Haaransatzes und drücken Sie. Rücken Sie dann langsam mit ständigem Druck auf der Mittellinie Richtung Schädelmitte vor. Akupressieren Sie zum Schluß leicht den Scheitelpunkt oben auf dem Kopf *(Abb. 2: b)*.

Streichen Sie mit den Fingerkuppen mehrmals mit leichtem Druck von der Stirn ausgehend langsam über die Kopfseiten (zwischen Mittellinie und Ohr) bis zum Nacken hin *(Abb. 4)*.

Massieren Sie den Hinterkopf mit den Fingerkuppen, nicht zu fest, Richtung Nacken.

Massieren Sie nochmals mit den Daumenkuppen die Nackenlinie wie eingangs beschrieben von der Mitte bis zu den Ohren.

Drücken Sie die Punkte in der Vertiefung zwischen Nacken und Schulterhöhe oben auf der Schulter.

Rücken Sie von diesen Punkten aus einige Zentimeter Richtung Hals und drücken Sie dort. Denken Sie daran: immer die empfindlichen Punkte behandeln.

Ergänzende Schmerzpunkte

Wirksam bei allgemeinen Schmerzen und Kopfschmerzen ist die Massage folgender Stellen:

Drücken Sie auf die Punkte am daumenseitigen Ende der Ellbogenfalte (bei angewinkeltem Unterarm gut sichtbar), Druckrichtung Oberarm *(Abb. 5: a)*. Druck auf die Punkte zwischen Daumen und Zeigefinger auf dem Handrücken in Richtung Handgelenk. Der Punkt liegt an der höchsten Stelle der Erhebung, wenn man Daumen und Zeigefinger zusammenpreßt *(Abb. 6: b)*.

Drücken Sie die Punkte an den Fingerendgliedern beiderseits vom Nagelfalzwinkel.

Massieren Sie (vor allem bei Blutstau – schwerem Kopf) den Hals

Abb. 5

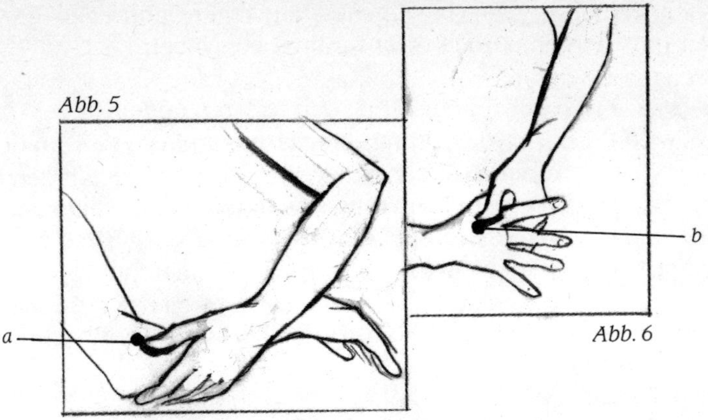

Abb. 6

seitlich leicht (!) kreisend zwischen Ohr und Schlüsselbein. Die Massagerichtung ist zum Schlüsselbein hin *(Abb. 2: c)*.

Bitten Sie einen Partner, mit den Daumenkuppen mehrmals kräftig und kreisend neben der Wirbelsäule bis zum Kreuzbein abwärts zu massieren. Dann mit den Daumenkuppen schmerzhafte Punkte auf dem Schulterblatt akupressieren.

Massagen und Bewegungsübungen

Körperliche Berührung tut wohl. Wer Kopfschmerzen hat, streicht sich häufig ganz spontan von der Stirn über das Gesicht zum Hals oder zum Hinterkopf und über Nacken und Schultern hin zu den Oberarmen. Massagen wirken anregend auf den Stoffwechsel und den Kreislauf, vor allem aber beeinflussen sie die Psyche positiv. Ebenso wie »auflockernde« Bewegungsübungen, die wir Ihnen gegen Ende dieses Kapitels vorstellen, tragen sie bei akuten Kopfschmerzen zur Linderung der Beschwerden bei und verbessern den Allgemeinzustand.

Grundsätzlich sind bei einem akuten Anfall allerdings weder Knetmassagen noch andere »harte« Massage-Methoden wie etwa Rolfing angebracht. Leichtes Streichen oder Punktmassagen (siehe auch »Akupressur«, S. 49) sind jedoch hilfreich, solange sich die Beschwerden während der Massage nicht deutlich verschlimmern. In schmerzfreien Zeiten dienen lockernde und entspannende Massagen der Vorbeugung.

Knochenhautmassage

Verbessern läßt sich die Wirkung einer Kopfhautmassage, wenn man vorher die Kopfhaut am Hinterhaupt »löst«. Dazu wendet man »Anhackstriche« *(Abb. 7)* an, die beispielsweise mit Mittel- und Zeigefinger kurz von unten nach oben gezogen werden.

Fahren Sie dann mit der Knochenhautmassage fort, die ein wenig an die Akupressur erinnert:

Suchen Sie durch kräftigen Fingerdruck diejenigen Punkte am Kopf aus, die am stärksten schmerzen. Behandeln Sie diese Punkte mit den Fingerkuppen, und zwar jeweils mit rhythmisch an- und abschwellenden vibrierendem Druck. Je nach Wirkung können sie einen solchen Punkt bis zu zwei Minuten massieren. Bis maximal acht Schmerzpunkte sollten bei einer Anwendung behandelt werden. Beginnen Sie auf der Seite des größten Schmerzempfindens, am besten von der Stirn aus.

Kopfhautmassage

Schmerzlindernd wirkt folgende einfache Massage *(Abb. 8)*, die auch vorbeugenden Nutzen hat und Sehvermögen wie auch Gedächtnis stärkt. Wenn Sie sich selber massieren, können Sie bei dieser Übung auch eine Borstenbürste benutzen:

Strich 1 führt von der Nasenwurzel über die Kopfmitte zum Nacken; Strich 2 von der Nasenwurzel seitlich der Kopfmittellinie bis zum seitlichen Nacken, parallel zu Strich 1. Strich 3 beginnt am Ohransatz, zieht über die Schläfe nach vorne zur Stirn und mündet dort in den Verlauf des zweiten Strichs bis zum seitlichen Nacken *(Abb. 8)*. Jeweils auf beiden Kopfseiten durchführen.

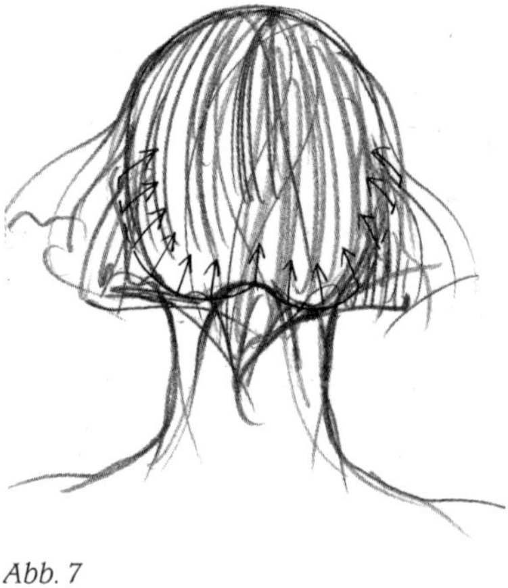

Abb. 7

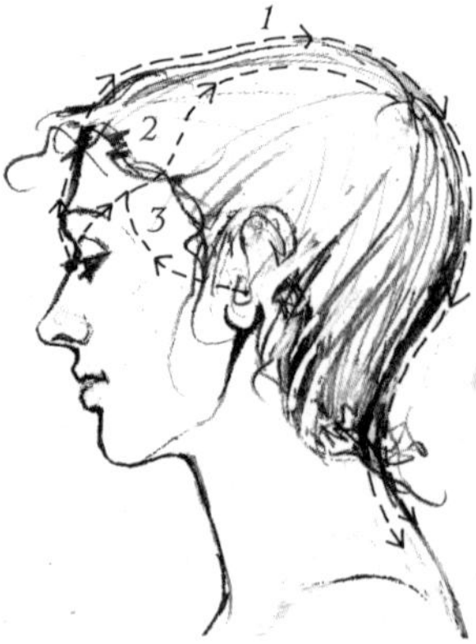

Abb. 8

Rücken- und Schultermassagen

Bei der folgenden Übungsserie *(Abb. 9: a–j)* brauchen Sie einen »fingerfertigen« Partner. Sie ist zur vorbeugenden Dauerbehandlung, aber auch bei akuten Schmerzen geeignet. Vor Beginn sollten Sie den Körper gut durchwärmen, beispielsweise durch Joggen auf der Stelle. Zwischen den einzelnen Übungsabschnitten Körper kurz lockern und Arme und Beine ausschütteln.

Abb. 9

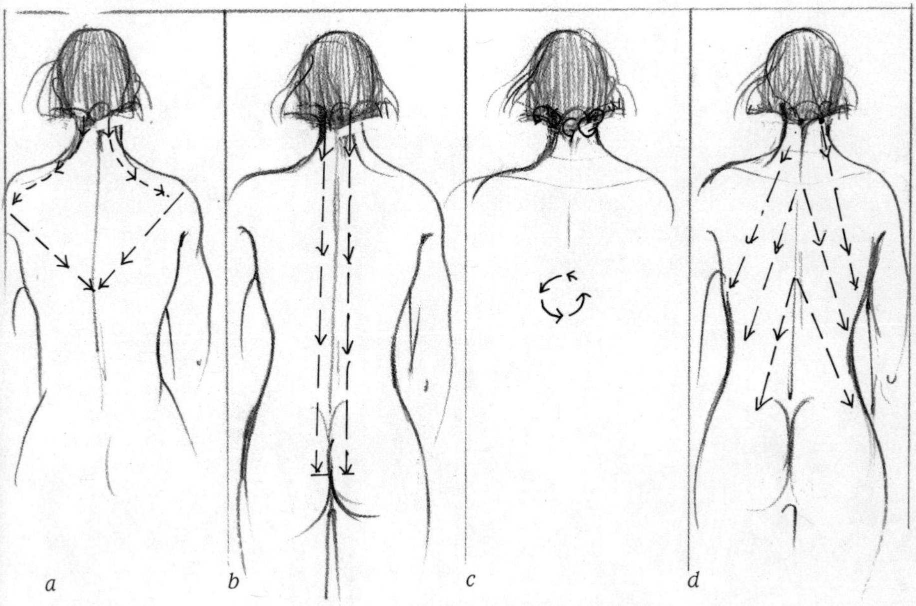

a: Mit den Handflächen vom Hinterkopf zu den Schultern streichen, dann bis zur Wirbelsäule ausstreichen. (10mal)

b: Beide Hände übereinanderlegen. Unter Druck die Wirbelsäule vom Nacken bis zum Kreuzbein hinunterstreichen. (10mal)

c: Am unteren Rand des Hinterhauptknochens mit den Fingern Kreise beschreiben; jeweils vom Ohr zur Wirbelsäule hin. (5mal)

d: Kräftig von der Wirbelsäule her schräg nach unten ausstreichen. (10mal)

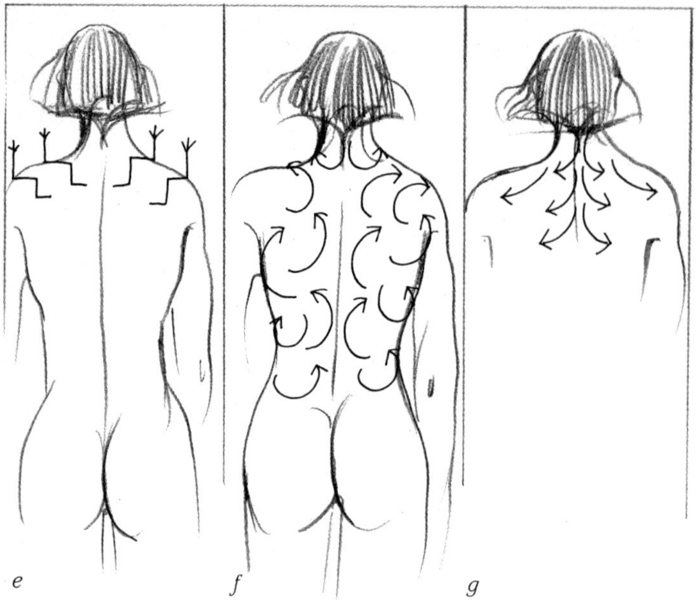

e f g

e: Die Schultermuskeln mit sanftem Druck einige Minuten kneten – nicht anwenden bei akuten Schmerzen!

f: Mit den Daumenballen beider Hände wird unter leichtem Druck links und rechts der Wirbelsäule mit kleinen kreisenden Bewegungen massiert.

g: Mit den Fingern kreisförmig den Nacken hinunterstreichen, immer von der Mitte nach außen. (jeweils 10mal)

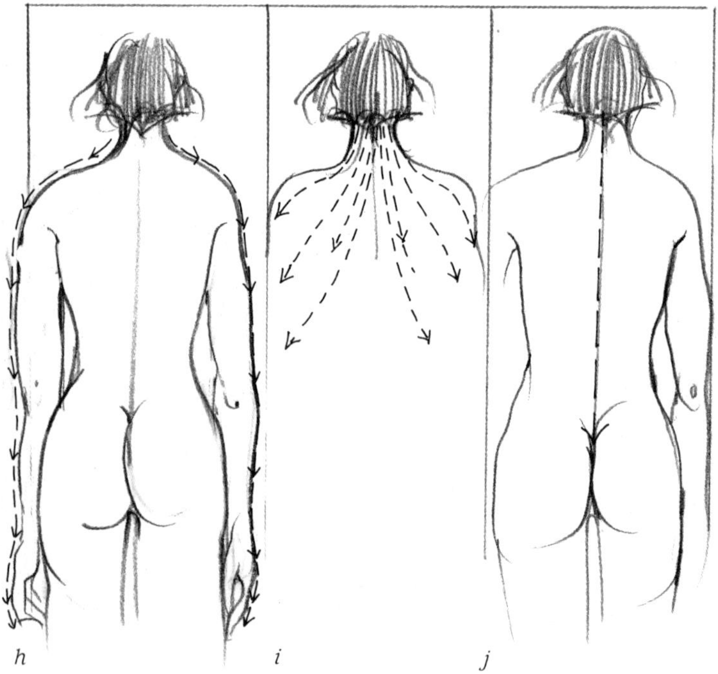

h i j

h: Mit beiden Händen die Arme von den Schultern bis zu den Fingerspitzen ausstreichen. (jeweils 3mal)

i: Zum Abschluß mit beiden Händen vom Hinterhaupt den Nacken hinunter über die Schultern bis zu den Oberarmen streichen.

j: Dann mit übereinandergelegten Händen vom Nacken bis zum Kreuzbein die Wirbelsäule hinunterstreichen. (jeweils 5mal)

Bewegungsübung zur Lockerung der Nacken- und Schultermuskulatur

Diese Übung *(Abb. 10: a–l)* kann täglich und ohne Vorbereitung durchgeführt werden – am Arbeitsplatz wie auch zu Hause.

Abb. 10

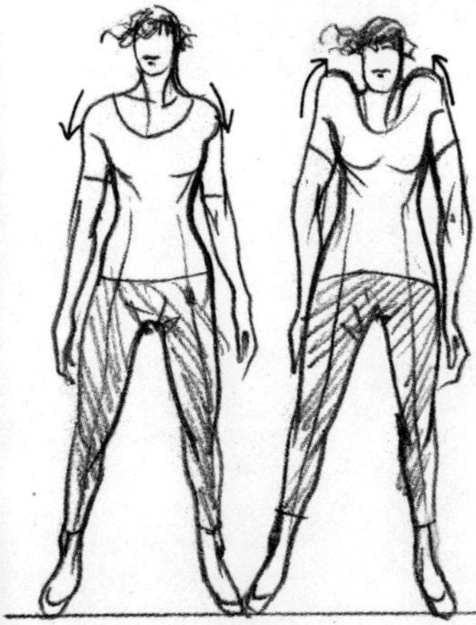

a: Schultern hochziehen bis an die Ohren und kräftig nach unten stoßen. (12mal)

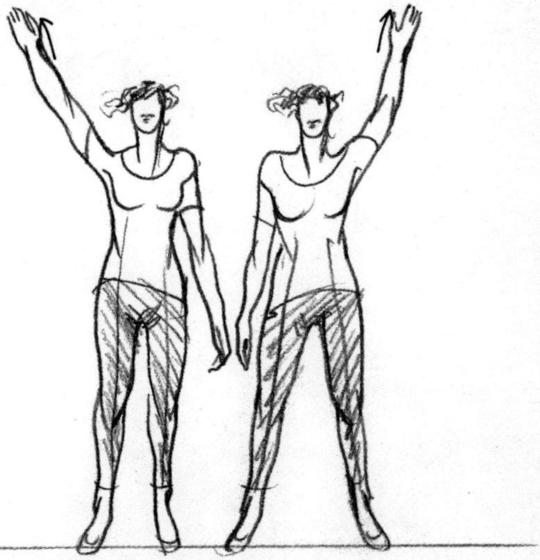

b: Die Arme im Wechsel locker vor- und zurückschwingen. (20mal)

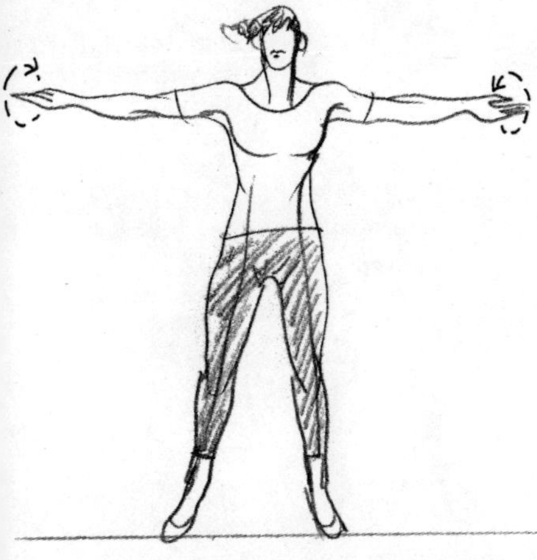

c: Die Arme zur Seite in Schulterhöhe auseinanderstrecken und kreisen. (10mal vorwärts, 10mal rückwärts)

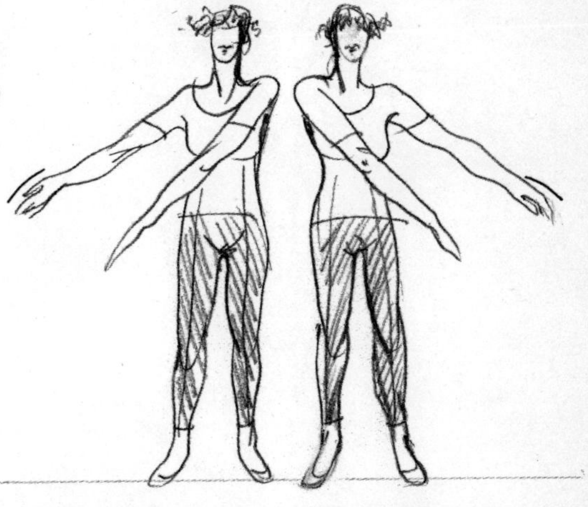

d: Die Arme locker vor dem Körper hin- und herschwingen, von links nach rechts und zurück. (20mal)

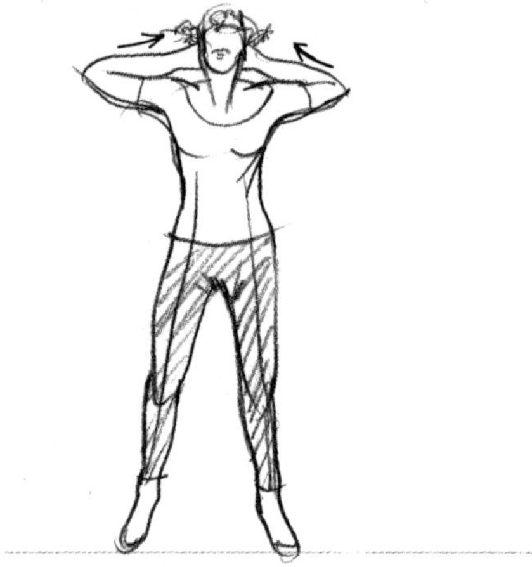

e: Die Hände im Nacken verschränken, die Schulterblätter an die Wirbelsäule heranziehen und wieder locker lassen. (10mal)

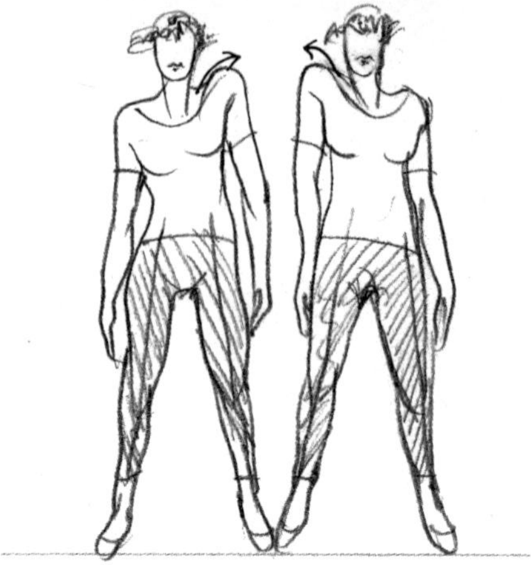

f: Die Schultern abwechselnd hochziehen. Linke Schulter hoch-, rechte Schulter hinunterziehen und umgekehrt. (20mal)

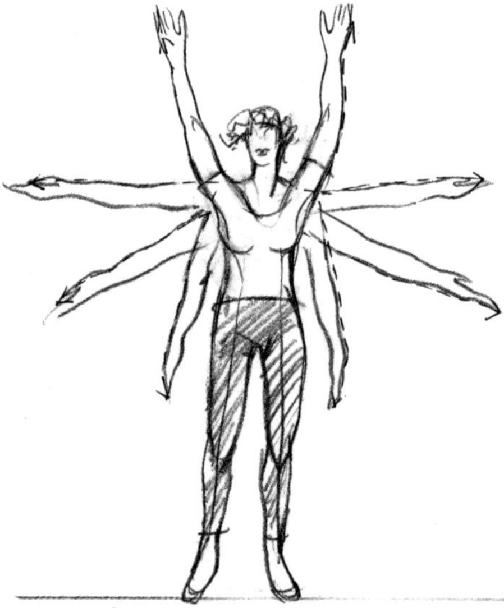

g: Die Arme locker kreisen lassen. (10mal vorwärts, 10mal rückwärts)

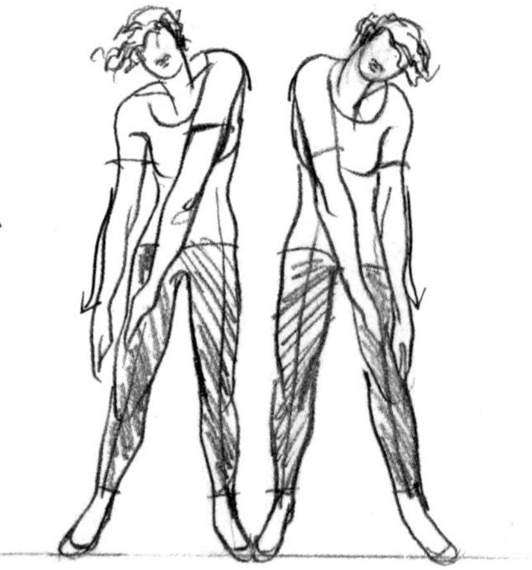

h: Seitneigen des Oberkörpers nach links und nach rechts, dabei die Arme locker hängen lassen. (10mal)

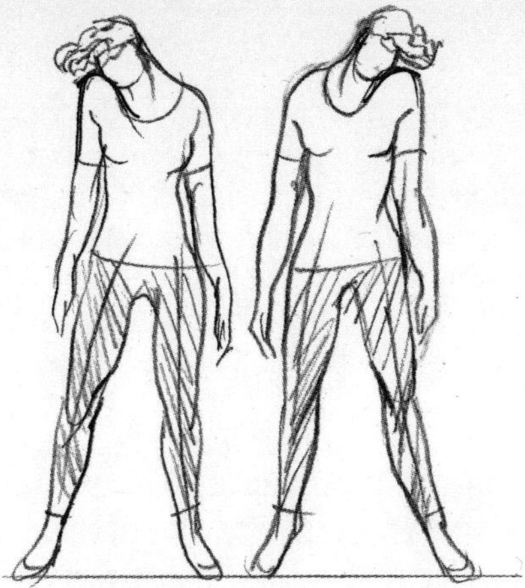

i: Das rechte Ohr auf die rechte Schulter legen. Dann den Kopf ganz lang aus den Schultern herausrecken und nach links legen. (jeweils 3mal)

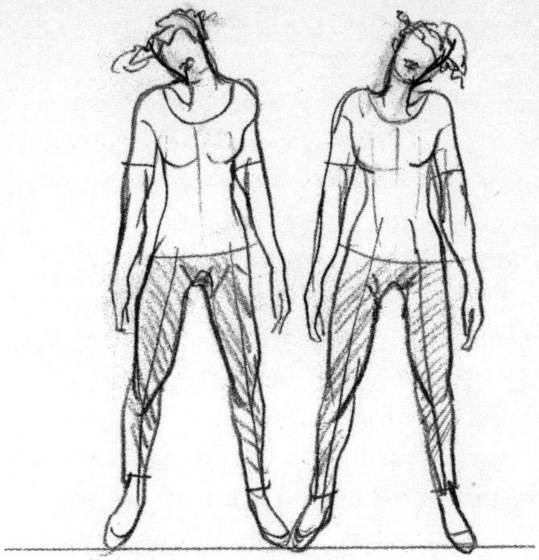

j: Über die rechte Schulter auf die rechte Ferse schauen, über die linke Schulter auf die linke Ferse schauen. (3mal)

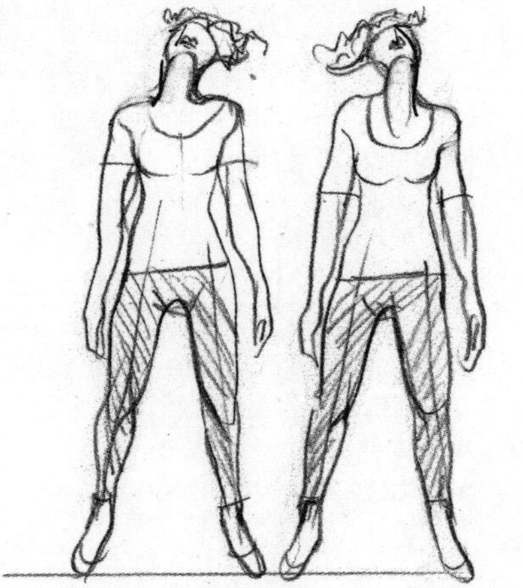

k: Kopf seitwärts drehen und das Kinn anheben. (jeweils 3mal)

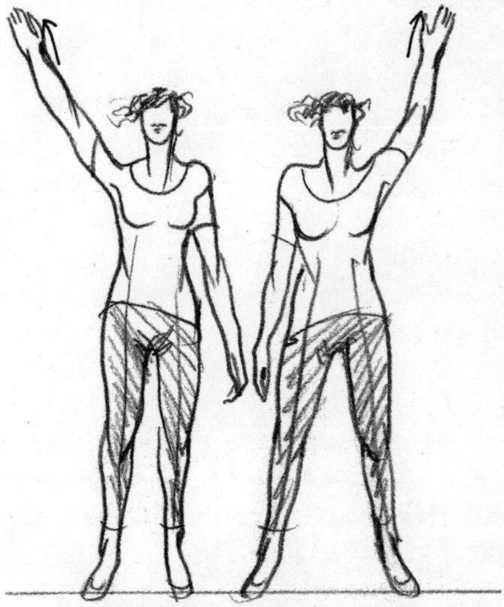

l: Zum Abschluß der Übung die Arme noch einmal locker vor und zurück schwingen. (etwa 10mal)

Wasseranwendungen

Bei Wasseranwendungen kommt dem Kopfschmerzgepeinigten die Wirkung auf die Blutgefäße des Gehirns und auf die Kopfmuskulatur zugute, aber auch die über das vegetative Nervensystem herbeigeführte allgemeine Anregung und Stimulierung der Psyche. Unter den Anwendungen, die zu Hause durchgeführt werden können, haben wir diejenigen ausgewählt, die Beine und Füße mit einbeziehen, mit dem Ziel, Blutfülle und Verspannungen aus dem Kopf »abzuziehen«. In der Naturheilkunde spricht man von einer ableitenden Therapie.

Bei den folgenden Anwendungen benützen Sie einfach kaltes Leitungswasser. Damit das Wasser seine Heilwirkung voll entfalten kann und es zu keiner Schädigung kommt, sollten Sie allerdings einige Regeln beachten:

▷ Voraussetzung für eine optimale Reizwirkung ist eine gute Durchwärmung des Körpers! Machen Sie sich vorher warm – durch Bewegung, heißes Duschen oder »Bettwärme«. Niemals »kalt auf kalt«! Nach der Wasseranwendung ist durch Gehen, Armbewegung oder Bettruhe für rasche Wiedererwärmung zu sorgen (Raumtemperatur etwa 18 °C).

▷ Die Anwendungen ein bis zwei Stunden vor oder nach den Mahlzeiten durchführen. Halten Sie einen Abstand von zwei bis vier Stunden ein, wenn Sie mehrmals täglich Anwendungen durchführen.

▷ Während der Menstruation nur Teilkörperanwendungen!

Oberkörperwaschung

Zu den mildesten Anwendungen – daher besonders für den Therapiebeginn geeignet – gehört die Oberkörperwaschung. Sie dauert etwa zwei Minuten und bewirkt eine milde Kreislaufanregung. Bei regelmäßiger Anwendung führt sie zu einer gewissen Abhärtung.

Sie benötigen dazu ein grobgewirktes, gefaltetes Handtuch (Leinen), das während der Waschung mehrmals angefeuchtet und nicht zu sehr ausgewrungen wird. Entblößt wird nur der Oberkörper. Sie beginnen am rechten Handrücken, streichen über die Außenseite des rechten Armes bis zur Schulter, dann an der Arminnenseite zurück bis zu den Handinnenflächen. Dann wieder die Arminnenseite aufwärts bis zur Achselhöhle, von dort Hals, Brust, Leib und Flanken, dann den linken Arm in gleicher Weise wie den rechten waschen.

Ganzkörperwaschung

Später können Sie zur Ganzkörperwaschung übergehen. Sie läuft nach folgendem Schema ab: rechter Handrücken, rechter Arm, linker Handrücken, linker Arm (einschließlich Schulter und Achselhöhle sollte der ganze Arm feucht sein), Hals, rechte vordere Körperhälfte, linke vordere Körperhälfte, dann Körperrückseite entsprechend, zuerst die rechte Hälfte, dann die linke, zum Schluß die Fußsohlen.

Knieguß

Pfarrer Sebastian Kneipp verordnete Kniegüsse bei fast allen Arten von Kopfschmerzen. Die sogenannten Teilgüsse gehören zu den mittelstarken Anwendungen und werden mit einem drucklosen Wasserstrahl aus einem Wasserschlauch (Durchmesser etwa zwei Zentimeter) oder einer Gießkanne ohne Brauseaufsatz vorgenommen. Das kalte Wasser sollte sanft und ohne Druck aus dem Schlauch über die Knie (bzw. Unterschenkel) in die Badewanne rieseln. Ideal wäre es, wenn die Füße hierbei auf einem Lattenrost oder ähnlichem stünden; der Oberkörper bleibt bekleidet.

Folgendermaßen sollten Sie vorgehen: zuerst der rechte Fuß, Ferse, Wade, Kniekehle (drei Sekunden verweilen), dann Innenseite des Unterschenkels und wiederum zur Ferse. Beim linken Fuß verfahren Sie entsprechend. Danach rechts fußaufwärts über das Schienbein zur Kniescheibe, dort kurz verweilen und anschließend an der Außenseite des Unterschenkels wieder abwärts. Linkes Bein entsprechend. Abschließend die Fußsohlen absprühen.

Die Anwendung sollte die Dauer von einer Minute nicht übersteigen. Wenn sich die Haut rötet, sollten Sie sich abtrocknen und einige Minuten bewegen.

Schenkelguß

Der Schenkelguß ist eine erweiterte Form des Kniegusses, die bei Kopfschmerzen ebenfalls günstige Wirkungen zeigt. Auch hier bleibt der Oberkörper bekleidet.

Folgende Reihenfolge sollten Sie einhalten: beginnen Sie am rechten Fuß, über die Beinaußenseite zur Ferse abwärts, linker Fuß, Außenseite linkes Bein bis zur Hüfte, dort verweilen und unterhalb des Gesäßes auf die rechte Seite wechseln, aufwärts zur rechten Hüfte, dann zurück zur linken Hüfte und an der Beininnenseite abwärts. Und schließlich die Vorderseite der Beine bis zur Leistenbeuge, dann die Fußsohlen.

Armguß

Bei Kopfschmerzen hilfreich ist auch der Armguß: Bei entblößtem Oberkörper streichen Sie mit dem Schlauch von der rechten Hand über den Arm bis zur Schulter, verweilen dort einige Sekunden, streichen wieder abwärts und verfahren entsprechend mit dem linken Arm. So lange durchführen, bis eine Reaktion eintritt (Hautrötung).

Wassertreten

Eine ausgezeichnete Abhärtungsmaßnahme, die ableitend vom Kopf wirkt, ist das Wassertreten. Es läßt sich behelfsmäßig auch in der Badewanne durchführen. Das Wasser muß dabei wadentief sein.

Bei jedem Schritt die Beine ganz aus dem Wasser heben, so daß sie einen Augenblick an der Luft sind. Das Wassertreten kann auch durch Barfußgehen im kühlen Tau oder Schnee (sehr kurz) ersetzt werden. Danach warme Strümpfe anziehen und bewegen!

Wassertreten darf anfangs nicht länger als eine halbe, später eine Minute dauern. Kalte Anwendungen sind grundsätzlich kurz!

Armbad

Eine sehr einfache ableitende Maßnahme ist das kalte Armbad. Dazu füllen Sie eine Wanne oder ein tiefes Waschbecken mit soviel Wasser, wie nötig ist, um die abgewinkelten Oberarme bis zur Hälfte eintauchen zu können. Dauer etwa 30 Sekunden. Während des Bades ruhig durchatmen, dann für Erwärmung sorgen.

Wechselfußbäder

Stark ableitende Wirkung haben Wechselfußbäder. Die Durchführung ist wiederum sehr einfach: Sie benötigen zwei Fußbadewannen oder breite Eimer. Eine wird mit warmem Wasser (39 °C), die andere mit kaltem Wasser gefüllt. Die Füße sollten gerade bis über die Knöchel mit Wasser bedeckt sein (bei Venenleiden darauf achten, daß das Wasser nicht über die Knöchel steigt). Sie beginnen mit »warm« – etwa fünf Minuten – und wechseln dann für ca. zehn Sekunden in das kalte Wasser. Wiederholen Sie bis zu dreimal.

Wechselfußbäder sind ein hervorragendes Mittel bei kalten Füßen, die ja bekanntlich anfällig für Erkältungen und Unterleibserkrankungen machen (»Die Füße warm, der Kopf kalt, dann wirst du alt.«).

Bei »Stauungskopfschmerz« gut wirksam ist das ansteigende Fußbad. 15 Minuten lang – beginnen Sie mit 33 °C warmem Wasser und gießen Sie langsam bis auf 40 °C nach.

Kopfdampfbad

Eine gut wirksame Methode bei Kopfschmerzen, die durch Erkältungen oder Nebenhöhlenleiden hervorgerufen werden, ist das Kopfdampfbad. Es wirkt auch spannungslösend auf die Kopf-, Nacken- und Schultermuskulatur. Kneipp formulierte anschaulich: »Wer einen aufgedunsenen Kopf hat, nehme wöchentlich zwei bis drei solcher Dämpfe.« Sie sollten ein Kopfdampfbad allerdings ohne ärztliche Anweisung nicht anwenden bei allen ernsteren Erkrankungen, bei starker Arteriosklerose und Blutandrang zum Kopf.

Vorgehen: Sie stellen einen noch geschlossenen Topf mit siedendem (!) Wasser auf einen Schemel, setzen sich davor auf einen Stuhl und stützen sich mit den Händen am Schemel ab. Der Oberkörper ist frei, um die Hüfte legen Sie ein Handtuch, damit der Unterkörper nicht naß wird. Dann nehmen Sie ein grobes Lein- oder Handtuch, legen darüber eine Wolldecke und breiten beides über Ihren Kopf. Anschließend beugen Sie sich über den geöffneten Topf und inhalieren etwa 15 Minuten.

An *Wasserzusätzen* sind geeignet (eine Handvoll Kräuter ins siedende Wasser):

▷ Kamille (krampflösend)
▷ Fenchel (schleimlösend, beruhigend)
▷ Heublumen (anregend)
▷ Salbei (reinigt die Atemwege)

Kurz vor der Deckelabnahme können Sie auch zehn Tropfen Eukalyptus- und Fichtennadelöl (oder Pfefferminzöl) zugeben. Nach dem Kopfdampfbad gehen Sie am besten ins Bett und »dünsten« etwa eine halbe Stunde nach. Sinnvoll wäre eine anschließende Oberkörperwaschung, um die Wirkung abzurunden.

Noch ein wichtiger Hinweis: Dosieren Sie die Zusätze vorsichtig und steigern Sie allmählich. Säuglinge und Kleinkinder sollten keine Pfefferminzdämpfe inhalieren, auch nicht passiv (etwa durch den Aufenthalt im gleichen Raum). Das kann bei ihnen zu Atemnot führen.

Pflanzenwirkstoffe

Zwei der fünf wesentlichen Bestandteile, aus denen die meisten Kopfschmerztabletten in verschiedenen Variationen zusammengesetzt sind, kommen in der gleichen oder sehr ähnlichen Form in natürlich wachsenden Pflanzen vor: die Salicylate (Aspirin) und das Coffein.

Für die direkte symptomatische Kopfschmerzbekämpfung sind allerdings Tabletten mit den gleichen Wirkstoffen einfacher zu handhaben. Im allgemeinen ist die Anwendung von Pflanzen sinnvoller in Form von Einreibungen (sie fördern die Durchblutung, entspannen Kopf- und

Nackenmuskulatur) oder »ableitenden« Umschlägen. Auch entsprechende Badezusätze sind hochwirksame Mittel, um den Kopfschmerz zu mildern oder im besten Fall ihn zu beseitigen. Dasselbe gilt für beruhigende, krampflösende und stoffwechselfördernde Tees. Dosiertes Kaffeetrinken hilft bei Ermüdungskopfschmerz.

Kaffee bei Ermüdungskopfschmerz

Coffein steigert die Aufmerksamkeit, stimuliert die Nervenzentren im Gehirn, stärkt die Durchblutung von Herz, Nieren und Haut und verengt die Gehirngefäße. Kaffee kann daher bei Ermüdungskopfschmerz Erleichterung bringen: Trinken Sie eine bis zwei Tassen Mokka-Kaffee. Die gleichzeitige Einnahme von coffeinhaltigen Kopfschmerztabletten sollten Sie vermeiden, um einer Überdosierung vorzubeugen, die zu Unruhe und Nervosität führt.

Kräutertees

Die folgenden Teerezepturen werden jeweils als Aufguß (Infusion) zubereitet: Für eine Tasse Aufguß übergießen Sie die angegebene Drogenmenge (im allgemeinen ein bis zwei Teelöffel) mit einem Viertelliter kochendem Wasser und lassen das Ganze anschließend etwa zehn Minuten ziehen.

<u>Tee gegen Kopf- und Gliederschmerzen</u>

Silberweidenrinde und Birkenblätter zu gleichen Teilen mischen. Aufguß mit einem gehäuften Teelöffel der Mischung pro Tasse. Dem Tee etwas Honig zugeben. Der Tee sollte ohne ärztliche Anweisung nicht über einen längeren Zeitraum eingenommen werden (enthält Salicylate). Bei Überdosierungen sind Magenbeschwerden möglich.

<u>Tee gegen Krampfzustände und nervöse Störungen</u>

Beruhigend wirken Tees mit Melissenblättern: zwei Teelöffel auf eine Tasse Wasser als Aufguß; oder mit Lavendelblüten: ein Teelöffel auf eine Tasse Wasser als Aufguß. Den Tee mit etwas Honig süßen. Zur zusätzlichen Nervenberuhigung: mehrmals täglich 30 Tropfen Baldriantinktur auf eine Tasse Melissentee. Stimmungsaufhellend und beruhigend wirkt ein morgendlicher Johanniskrauttee: ein bis zwei Teelöffel des getrockneten, blühenden Krautes auf eine Tasse Wasser als Aufguß.

<u>Tee zur milden Schmerzstillung und Entspannung</u>

Ein Teelöffel Waldmeister auf eine Tasse Wasser als Aufguß. Nur fünf Minuten ziehen lassen, Dosis nicht erhöhen. Zwei bis drei Tassen pro Tag.

Entspannend und schwach schmerzstillend wirkt auch die Tinktur der Passionsblume (in der Apotheke erhältlich): Man nimmt zehn bis 40 Tropfen Tinktur auf eine Tasse heißes Wasser oder Tee (z. B. Melissentee).

Einreibungen

Die wirksamsten Stellen für Einreibungen sind der Nacken; rückenabwärts entlang der Wirbelsäule bis zum Brustwirbelbereich; die Schultern und der obere Schulterblattbereich; entlang der Rippenbögen auf der Brust; die Schläfen.

Für Einreibungen eignen sich Franzbranntwein, Melissengeist, Chinabalsam, japanisches Heilpflanzenöl oder andere Minzöle. Sehr angenehm riecht Lavendelgeist. Wegen des Mentholgehaltes sollten Säuglinge und Kleinkinder nicht mit Minzölen behandelt werden!

Umschläge

Ableitende Umschläge für jede Form von »Hitzekopfschmerz« kann man anfertigen aus Gurkenscheiben oder rohen Kartoffeln: in dünne Scheiben schneiden und auf die Stirn binden; auch Kohlblätter helfen: Weißkohlblätter kurz spülen, abtrocknen, die fleischigen Blattrippen herausschneiden, mit der Flasche leicht walzen und als Umschlag auflegen.

Badezusätze

Badezusätze wirken beruhigend, ausgleichend, entspannend und regen Stoffwechsel und Durchblutung an. Sie werden dem warmen Bad zugegeben, sind also recht einfach in der Anwendung. Sie sind ein hervorragendes unterstützendes und begleitendes Mittel in der Behandlung von Kopfschmerzen, haben allerdings eine geringere Bedeutung bei der direkten Kopfschmerztherapie.

Apotheken, Reformhäuser und Drogerien bieten unterschiedliche Badezusätze an. Erkundigen Sie sich danach, ob

▷ in dem jeweiligen Fabrikat hochwertige Bestandteile enthalten sind, und inwieweit die Firma auf Qualität achtet;
▷ die Konzentration der enthaltenen pflanzlichen Wirkstoffe auch halten kann, was sie verspricht. Viele Hersteller halten die Konzentration aus Gründen der Kostenersparnis zu niedrig, als daß wirklich therapeutische Wirkungen erwartet werden könnten. Empfehlenswert sind Zusätze der Firmen Weleda, Wala und Kneippwerke in Form von Badeöl oder -milch.

Gibt man Badezusätze in das Wasser, werden mehrere Wirkungen kombiniert: die Aufnahme pflanzlicher Wirkstoffe über die Haut und die Atemwege und die Wirkung der Wasseranwendung. Wenn Sie mit Kräuterzusätzen baden, sollten Sie sich anschließend, ohne sich abzutrocknen, in ein Badetuch hüllen und 15 bis 20 Minuten zugedeckt ruhen. Selbstgefertigte Badezusätze bieten – je nach Ihrer Bezugsquelle – eine gewisse Garantie für Frische und Qualität.

Speziell bei den ätherischen Ölen handelt es sich um hochkonzentrierte pflanzliche Heilmittel. Achten Sie daher auf die Dosierung. Fangen Sie mit kleinen Dosen an und steigern Sie diese allmählich, je nach Verträglichkeit. Die im folgenden angegebenen Dosierungen sollten nicht wesentlich überschritten werden. Bringen Sie die ätherischen Öle nicht in Kontakt mit den Schleimhäuten, vor allem nicht in die Augen – das führt zu Reizungen.

<u>Lavendel</u>
Beruhigend, bei nervösen Störungen oder Schlaflosigkeit, nach anstrengenden beruflichen oder sportlichen Aktivitäten. Eine Handvoll Blüten mit einem Liter kochendem Wasser überbrühen oder zehn Tropfen ätherisches Öl. Überdosierung kann Kopfschmerzen verstärken!

<u>Melisse</u>
Entspannend, beruhigend, bei Nervosität ausgleichend. 200 g Blüten mit drei Liter Wasser überbrühen oder zehn Tropfen ätherisches Öl.

<u>Rosmarin</u>
Belebend, stärkend, gut geeignet als Morgenbad und bei niedrigem Blutdruck. Kochen Sie 50 Gramm mit einem Liter Wasser auf kleiner Flamme mit geschlossenem Deckel oder nehmen Sie zehn Tropfen Rosmarinöl.

<u>Fichtennadeln</u>
Stärkend, bei Nervosität und Schlafstörungen. Ein Kilogramm Nadeln etwa 20 Minuten lang mit geschlossenem Deckel auf kleiner Flamme ziehen lassen, abseihen und dem Badewasser zugeben. Sie können auch zehn Tropfen Fichtennadelöl mit etwa drei Teelöffeln Oliven- oder Jojobaöl mischen und in das Badewasser geben. Nicht zu hoch dosieren: das ätherische Öl der Fichtennadeln kann Kopfschmerzen verursachen.

<u>Haferstroh</u>
Kneipp zog das Haferstroh dem Heublumenbad vor. Es wird bei chronisch rheumatischen Krankheiten, bei neuralgischen Beschwerden und bei chronischen Hauterkrankungen empfohlen. Dazu kocht man ein Kilogramm Haferstroh in einem Topf etwa eine Stunde lang auf kleiner Flamme.

Heublumen
Stoffwechselanregend, schmerzlindernd bei verschiedenen Beschwerden, z. B. Nebenhöhlenerkrankungen. Auch zur ersten Hilfe gegen Hexenschuß. 500 bis 800 Gramm Heublumen in etwa fünf Liter Wasser kalt ansetzen, zum Kochen bringen und etwa 30 Minuten auf kleiner Flamme kochen, dann wie oben abseihen und den Absud dem Badewasser zugeben.

Thymian
Stärkend bei beginnenden Erkältungen, chronischem Husten und Prozessen der Nasennebenhöhlen. Etwa 100 Gramm mit kochendem Wasser überbrühen und mit geschlossenem Deckel 15 Minuten ziehen lassen. Oder zehn Tropfen Thymianöl (mit Oliven- oder Jojobaöl mischen). Im Bad ruhig und tief atmen, damit die Dämpfe der ätherischen Öle auch über die Atemwege aufgenommen werden.

Entspannungsübungen

Es ist gut möglich, daß Sie, während Sie dieses Buch lesen, harte körperliche Arbeit verrichten, ohne dies zu bemerken.

Viele Menschen sind ständig körperlich angespannt und sich dieser Tatsache kaum oder gar nicht bewußt. Möglicherweise sind Ihre Schultern gerade verkrampft, der Fuß wippt vor sich hin, vielleicht beißen Sie gerade gewohnheitsmäßig die Kiefer fest aufeinander oder schieben den Unterkiefer vor. Oder Sie quetschen gar mit verschränkten Armen den Bauch ein, spielen mit den Fingern im Haar, halten mit der Hand die Armstütze Ihres Stuhls »fest«. All dies sind Zeichen einer inneren Anspannung – gleichbedeutend mit Streß.

Eine solche Dauerspannung führt dazu, daß Sie am Ende des Tages erschöpfter sind als nötig, daß Ihre Muskeln, der Kopf oder der Rücken schmerzen. Gerade der Nacken- und Schulterbereich ist besonders häufig verspannt, Rücken- und Kopfschmerzen dann die unausweichliche Folge.

Etwa 620 Skelettmuskeln besitzt unser Körper. Sie bilden das eigentlich formgebende Gerüst unseres Körpers und dienen der Bewegung von Armen, Beinen und Wirbelsäule. Länger andauernde, »chronische« Anspannung der Muskulatur schränkt die Durchblutung ein, die Folgen sind Schmerzen, Muskelsteifheit und körperliche Ermüdung. Im ständigen Wechsel mit Entspannung ist die maßvolle Anspannung der Muskulatur völlig unschädlich, im Gegenteil: rhythmische Übungen mit abwechselnder Muskelspannung und -entspannung können Schmerzen und Ermüdungserscheinungen, die auf Verspannungen zurückgehen, verhindern oder aufheben.

Haben Sie ihn denn schon vergessen: Jenen Abend, als Sie sich zu müde fühlten, um noch auszugehen? Sie ließen sich überreden, tanzten womöglich die ganze Nacht, und Müdigkeit und Rückenschmerzen waren verflogen – Sie fühlten sich wie neugeboren. Dieses Gefühl ist nicht nur der Tatsache zuzuschreiben, daß Sie sich gut amüsiert haben, sondern auch der Wirkung rhythmischer Bewegung, die zu einer besseren Muskelentspannung beiträgt.

Verspannung erkennen

Bevor wir Ihnen Methoden zur Muskelentspannung vorstellen, müssen wir Ihnen ein weiteres Handwerkszeug vermitteln: das Erkennen von verspannten Muskeln. Viele von uns haben sich im Laufe langer Jahre an eine ständige Muskelspannung gewöhnt, sie dringt gar nicht mehr als außergewöhnlich ins Bewußtsein.

Die beste und natürlichste Methode, Spannung und Entspannung der Muskulatur zu erkennen, fordert Ihren Tastsinn: Tastend kann man den Unterschied zwischen einem weichen Muskel im Ruhezustand, einem harten Muskel im Spannungszustand und die verschiedenen Grade der Muskelanspannung deutlich erfühlen. Versuchen Sie's mal:

▷ Tasten Sie mit den Fingern einer Hand die Nackenmuskulatur ab, erst bei aufrechtem Kopf, dann bei nach vorne gebeugtem Kopf, häufig unsere »Normalstellung«. Im Sitzen und beim aufrechten Stehen sollte der Nakken entspannt sein.

▷ Tasten Sie im Sitzen den herabhängenden Arm ab, heben Sie dann diesen Arm ein wenig und fühlen Sie die Veränderung. Sie werden entdecken, daß bei lockeren und entspannten Armen auch Ihre Schultern entspannt sind.

▷ Mit einem Partner können Sie üben, indem Sie sich flach auf den Rücken legen: Ihr Partner hebt nun Ihren Arm langsam in die Höhe und bewegt ihn leicht und vorsichtig hin und her. Sie werden spüren können, ob Sie sich dabei entspannen oder ob Sie der Bewegung Widerstand leisten.

▷ So läßt sich auch der Zustand Ihrer Nackenmuskulatur feststellen: Sie liegen flach und entspannt auf dem Rücken, der Partner sitzt hinter Ihnen und hebt vorsichtig und leicht mit beiden Händen Ihren Kopf empor. Je nach Entspannungsgrad werden Sie leichten passiven Bewegungen Ihres Kopfes durch Ihren Partner mehr oder weniger Widerstand entgegensetzen.

Je mehr Sie auf Ihre Haltung und Bewegungsabläufe achten, desto leichter werden Sie Spannungszeichen erkennen. Achten Sie auch bei anderen Menschen darauf: Hochgezogene Schultern, vorgeschobener oder zurückgezogener Kopf, durchgedrückte Knie sind immer ein Zeichen von innerer Anspannung. Denken Sie bei den folgenden Übungen daran, daß echte Entspannung nicht so sehr eine Aktivität, sondern eine »Passivität«, ein Nicht-Tun ist. Entspannung bedeutet Loslassen, Aufhören.

Sobald Sie sich über den Spannungszustand Ihrer Muskulatur im klaren sind, können Sie mit den entsprechenden Übungen zur körperlichen Entspannung beginnen. Darunter sind Übungen, die Sie im Büro auf Ihrem Stuhl oder im Bus, also in Alltagssituationen, durchführen können. Im folgenden werden besonders Übungen für die Nacken- und Schultermuskulatur berücksichtigt.

Streckübung

Strecken und recken Sie sich ausgiebig. Reichen Sie mit den Fingerspitzen, so hoch Sie können. Stellen Sie sich vor, Sie pflückten Äpfel in einer Höhe, die Sie auf den Zehenspitzen gerade noch erreichen. Schütteln Sie abschließend beide Arme aus.

Atemübung im Sitzen

Sie setzen sich hin, winkeln die Arme an, lassen die Hände locker, atmen ruhig durch. Ziehen Sie nun die Schultern, so hoch wie Sie können, und drücken Sie den Kopf zurück, ohne nach oben zu schauen. Konzentrieren Sie sich auf das Polster, das im Nackenbereich entstanden ist, und quetschen Sie dieses Polster zusammen, bis Ihre Schmerzgrenze erreicht ist. Atmen Sie dabei tief durch, halten Sie auf keinen Fall die Luft an. Lassen Sie dann in einer einzigen Bewegung den Kopf so weit nach vorne fallen, bis das Kinn die Brust berührt, gleichzeitig müssen die Schultern völlig herabsinken. Atmen Sie ruhig und gleichmäßig weiter und versuchen Sie, ohne das Kinn von der Brust zu nehmen, das rechte Ohr auf die rechte Schulter und dann das linke Ohr auf die linke Schulter zu legen, ohne die Schultern hochzuheben. Nicht das Kinn hin und her bewegen, sondern den Kopf zur Seite legen. Atmen Sie ruhig und gleichmäßig und genießen Sie die Entspannung eine Weile.

Atemübung im Liegen

Legen Sie sich auf den Rücken, die Knie aufgestellt, eine Hand legen Sie auf die Brust, die andere auf den Bauch. Atmen Sie entspannt ein und aus. Wenn Sie richtig atmen, hebt sich beim Einatmen als erstes die Bauchdecke, dann die Brust. Lassen Sie die Luft mit einem leichten Seufzer ausströmen, machen Sie eine Pause und warten Sie auf den natürlichen Impuls für die Einatmung. Atmen Sie einige Minuten ohne Anstrengung langsam ein und aus.

Entspannungsübung im Sitzen

Setzen Sie sich besonders bequem hin. Legen Sie sich, wenn es Ihnen gut tut, ein Kissen ins Kreuz und versuchen Sie für fünf Minuten jede Störung von außen fern zu halten. Der Rücken sollte richtig abgestützt sein, die Oberschenkel aufliegen können. Legen Sie Ihre Hände flach ineinander oder locker auf den Oberschenkeln auf. Schließen Sie die Augen und kommen Sie zur Ruhe.

Beginnen Sie die Übung mit dem Ausatmen. Atmen Sie dann wieder ein, aber nur soviel Luft wie Sie tatsächlich brauchen. Dann atmen Sie mit einem kleinen Seufzer langsam wieder aus. Fühlen Sie, wie mehr und mehr beim Ausatmen die Spannung von Ihnen weicht. Konzentrieren Sie sich jetzt auf Ihre verschiedenen Körperteile, auch auf Muskeln und Gelenke: der linke Fuß ruht entspannt auf der Erde – Zehen, Fußgelenke – dann der rechte Fuß. Konzentrieren Sie sich nun auf die Beine – Oberschenkel und Knie weichen auseinander, wenn die Muskeln entspannt sind. Geben Sie nach. Auch die Rückenmuskulatur wird sich entspannen, wenn die Stuhllehne den richtigen Halt gibt. Auch die Bauchmuskulatur soll locker und entspannt sein. Der Bauch hebt und senkt sich im Takt Ihres Atemrhythmus, der ganz ruhig geworden ist. Jetzt zu den Händen: die Finger Ihrer linken Hand sind völlig entspannt, das gleiche mit der rechten Hand. Das Entspannungsgefühl, das Sie in den Händen haben, pflanzt sich über die Arme bis in die Schultern fort. Lassen Sie die Schultern fallen. Auch die Halsmuskulatur wird sich entspannen, wenn Sie den Kopf freischwebend gerade auf dem Hals ruhen lassen. Entspannen Sie auch das Gesicht: Ober- und Unterkiefer, Wangen, Lippen, Stirn.

Gehen Sie dann Ihren Körper noch einmal Stück für Stück durch, um zu sehen, welche Muskeln sich schon wieder in einem Spannungszustand befinden. Entspannen Sie sie erneut. Bleiben Sie ruhig und entspannt, bis Ihre fünfminütige Pause abgelaufen ist. Bewegen Sie dann Hände und Füße ein wenig und lassen Sie sie locker kreisen, bevor Sie vorsichtig die Augen öffnen. Bleiben Sie dann noch einen Moment sitzen und strecken Sie sich zum Abschluß.

Natürlich müssen Sie regelmäßig »trainieren«, bis diese Übung Ihren Zweck gut erfüllt. Setzen Sie sich mit der Zeit nicht zu sehr unter Druck. Wenn Sie die Übung erst nach einem Monat in fünf Minuten machen können, reicht das doch auch. Setzen Sie sich nicht unter Druck!

Entspannungsübung im Liegen

Sie brauchen dazu mindestens eine Viertelstunde Zeit. Achten Sie darauf, daß Sie sich warm halten. Während einer Periode der Tiefenentspannung kann der Körper leicht auskühlen. Ziehen Sie die Schuhe aus und lockern Sie beengende Kleidung. Legen Sie sich auf eine feste Unterlage, ein Kissen unter die Knie, eines unter den Kopf. Wenn Sie die Übung am Boden machen, sollten Sie darauf achten, daß es nicht zieht. Strecken und recken Sie sich noch einmal und legen Sie sich dann hin.

Werden Sie ganz ruhig, Ihre Gliedmaßen liegen schlaff und schwer auf dem Boden. Beginnen Sie mit dem Ausatmen, holen Sie beim Einatmen so tief Luft, wie Sie wollen. Warten Sie einen kurzen Moment, bis Sie ganz langsam ausatmen. Sinken Sie bei jedem Ausatmen näher zum Boden.

Wiederholen Sie diesen Vorgang und fühlen Sie, wie beim Ausatmen die Spannung von Ihnen weicht. Kehren Sie dann zu Ihrem normalen Atemrhythmus zurück, atmen Sie ruhig, ohne Anstrengung. Denken Sie nicht mehr an Ihre Atmung. Konzentrieren Sie sich, wie bei der Übung im Sitzen, zunächst auf den linken Fuß: Die Zehen bewegen sich nicht, das Fußgelenk ist entspannt leicht nach außen gedreht, dann dasselbe mit dem anderen Fuß. Lassen Sie das Gefühl der Entspannung an den Beinen emporsteigen, die jetzt ganz schwer auf dem Boden liegen.

Der Fußboden gibt die notwendige Unterstützung, so daß kein Körpermuskel in Aktion treten muß. Auch die Oberschenkel drehen sich leicht nach außen, wenn die Muskulatur entspannt ist. Lassen Sie die Entspannung auf das Becken übergreifen und fühlen Sie, wie sich die gesamte Muskulatur lockert. Die Hüften liegen schwer auf dem Boden.

Spüren Sie den Kontakt zwischen Wirbelsäule und Boden, entspannen Sie die gesamte Rückenmuskulatur. Lockern Sie auch die Bauchmuskeln, die sich im Einklang mit der Atmung gleichmäßig heben und senken.

Denken Sie als nächstes an die Finger Ihrer linken Hand. Sie sind leicht gekrümmt, schwer und bewegen sich nicht.

Fühlen Sie die Entspannung auch den Arm hochsteigen. Auch er hat am Boden Halt gefunden, so daß keinerlei Muskeln in Aktion treten müssen. Nun das gleiche mit der rechten Seite. Dann sind die Schultern an der Reihe.

Entspannen Sie den Schultergürtel, lockern Sie die Muskulatur. Lassen Sie Ihren Kopf schwer auf dem Kissen aufliegen, entspannen Sie gleichzeitig die Halsmuskeln. Achten Sie darauf, daß Sie auf keinen Fall die Zähne zusammenbeißen, entspannen Sie Ihre Kiefermuskeln, dann die Muskeln an Ihrer Stirn.

Lassen Sie das Gefühl innerer Ruhe von Ihrer Stirn aus auf den übrigen Körper ausbreiten. Entspannen Sie von der Stirn aus die übrige Kopfhaut.

Ihr Mund ist locker und entspannt, die weichen Lippen berühren sich kaum. Die Zunge liegt locker im Mund. Auch die Wangen sind weich und entspannt. Schließlich denken Sie nicht mehr an die einzelnen Körperteile, sondern empfinden Ihren Körper als Ganzes schwer und entspannt auf dem Boden liegend.

Keine Aktivität geht mehr von Ihnen aus. Lockern und entspannen Sie sich noch etwas. Bleiben Sie ruhig liegen. Wenn Sie nach einer halben Minute feststellen, daß sich Ihr Kopf mit den vor Ihnen liegenden Aufgaben beschäftigt, kontrollieren Sie, ob noch alle Körperteile entspannt sind. Sollten weiter irgendwelche Gedanken oder Bilder in Ihrem Kopf auftauchen, betrachten Sie sie wie ein unbeteiligter Zuschauer. Mit fortschreitender Entspannung werden Sie innere Ruhe aufkommen spüren. Gegen Ende der Entspannungsperiode, wenn Sie sich innerlich vollkommen ruhig und entspannt fühlen, sagen Sie sich: »Ich bin ruhig, ich bin entspannt.« Mehrere Male. Sie reden sich damit ja nichts ein, sondern nehmen nur einen Zustand zur Kenntnis.

Lassen Sie sich Zeit damit, nach Ende der Entspannungsperiode ganz zurückzukehren. Erheben Sie sich nicht ruckartig, sonst wird Ihnen schwindlig. Schließen Sie zunächst eine Hand zur Faust, lösen Sie die Spannung wieder, desgleichen mit der anderen Hand. Öffnen Sie dann die Augen, bleiben Sie aber zunächst ruhig liegen, bis Sie sich wieder orientiert haben. Richten Sie sich langsam zum Sitzen auf, recken Sie die Glieder, gähnen Sie, wenn Sie das Bedürfnis haben. Holen Sie einige Male kräftig Luft und stehen Sie dann auf.

Ruhestellung bei akuten Schmerzen

Zur Entspannung der Muskulatur im akuten Schmerzstadium können Sie auch die »Yoga-Ruhestellung« *(Abb. 11)* nützen:

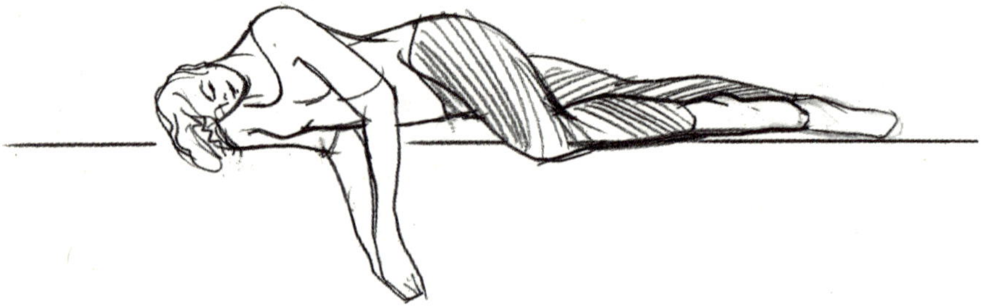

Abb. 11: Für die entspannte Seitenlage ist das untere Bein gestreckt und das obere Bein stark angebeugt. Die Arme liegen locker nebeneinander. Das Schulterdreieck wird mit einem weichen Kissen (oder einer Nackenrolle) ausgefüllt.

VORBEUGE-PROGRAMM

»Krankheiten befallen uns nicht aus heiterem Himmel,
sondern entwickeln sich aus täglichen Sünden wider die Natur.
Wenn sich diese gehäuft haben,
brechen sie unversehens hervor.«

(Hippokrates)

Stichwort Selbstverantwortung

Alle im vorangegangenen Kapitel vorgestellten »giftfreien« und natürlichen Maßnahmen zur Kopfschmerzbekämpfung sind Sofortmaßnahmen. Das bedeutet: Sie lassen die tieferliegenden Ursachen des Kopfschmerzes weitgehend unangetastet! Um einen echten, sprich: dauerhaften Eigentherapie-Erfolg zu erzielen, müssen Sie gegen mehr als nur die Symptome angehen.

Der beste Ratgeber nützt nichts, wenn Sie passiv Ratschläge entgegennehmen. Um es ganz deutlich zu sagen: Nicht wir »müssen« an Ihrer Gesundheit interessiert sein, Sie selbst sind Ihres Glückes Schmied. Sie selbst müssen zum Forscher und Entdecker »im eigenen Land« werden, auf ein Abenteuer gehen, das niemand für Sie erfahren kann. Versuchen Sie es zu akzeptieren, wenn Sie dabei etwas entdecken sollten, was nicht mit dem von Ihnen gepflegten Image übereinstimmt.

Erfolgversprechendes Handeln wurzelt immer in der Realität, niemals in der Illusion, die wir uns über uns selbst, über die Menschen oder über Situationen machen.

Wir alle denken viel zu sehr in Kategorien wie »Glück« und »Unglück«. Kaum jemand kommt auf den Gedanken, daß wir mit Krankheit und »Schwäche an Besitz und Körper« manchmal ernten, was wir gesät haben. Geschweige denn »Glück« und »Unglück« auf die gleiche Ebene zu stellen und das Leben und seine Wechselfälle als Herausforderung zu betrachten, aus der wir lernen, mit deren Hilfe wir wachsen und uns entwickeln können.

Wer lernt, sein Leben selbst in die Hand zu nehmen und die Verantwortung für sich selbst zu übernehmen, trägt mehr zu seiner Genesung bei, als es jeder Arzt könnte!

Vergessen Sie nicht: Eine einmalige Therapie oder Kur kann nicht alles wiedergutmachen, was über lange Jahre hinweg versäumt wurde. Erst wenn der Boden für sie bereit ist, kann die Krankheit Wurzeln schlagen und sich breitmachen: durch einen geschwächten Organismus, falsche Ernährung, ständigen extremen Lebenswandel – auch ständiger nicht extremer Lebenswandel ist extrem –, durch vielfältige Streßformen und die darauffolgenden Störungen des vegetativen Nervensystems und durch psychische Belastungen, die uns das Leben oder wir selbst – was viel öfter der Fall ist – auferlegen.

Auf den folgenden Seiten zeigen wir Ihnen, in welchen Bereichen des täglichen Lebens Sie sich direkt stärken können. Es sind gleichzeitig Bereiche, in denen sich Ungleichgewichte am häufigsten verbergen. Oft führen Gedankenlosigkeit und Gewohnheit zu Verhaltensweisen, die uns langfristig schaden, ohne daß uns dies bewußt ist. Mit etwas mehr Selbst-Bewußtsein läßt sich jedoch unsere körperliche und seelische Gesamtverfassung entscheidend stützen: durch mehr Bewegung, durch entsprechende Lebensführung, auch durch richtige Ernährung (S. 97), indem wir die Naturelemente Licht, Luft und Wasser nutzen, und durch mehr Achtsamkeit auf unsere Körperhaltung, die ja auch zu einem direkten Auslösefaktor für Kopfschmerzen werden kann.

Das klingt nach harter Arbeit, ist es aber nicht. Natürlich geht das nicht von heute auf morgen, und schon gar nicht mit Hilfe von Fanatismus oder gar puritanisch-asketischer Lebensweise. Man kann den Fanatismus zur Achtlosigkeit im Umgang mit dem eigenen Körper nicht durch einen Fanatismus der »gesunden Lebensweise« ersetzen. Das wäre nur ein »Kleiderwechsel«: Sie hätten vielleicht Erfolg damit, Ihren Körper »in Ordnung« zu bringen. Ihre Seele würde größeren, vielleicht irreparablen Schaden nehmen.

Ein »Patientenratgeber« darf sich nicht mit der reinen Symptombekämpfung zufriedengeben. Das Übel muß an der Wurzel gepackt werden, und mit einer Beschreibung, wie man das »Terrain sanieren«, wie man vorbeugend wirken kann, kommen wir dieser Wurzel einen Schritt näher. Ganz erreichen läßt sich dies im Rahmen eines Buches allerdings nie: Die Menschen sind verschieden. Der eine leidet unter Spannungskopfschmerz, weil sein Nacken verspannt ist. Der andere leidet darunter, weil sein Nacken verspannt ist, weil er zuviel Schreibmaschine geschrieben hat. Der dritte leidet darunter, weil sein Nacken verspannt ist, weil er zuviel Schreibmaschine geschrieben hat, weil er aufgrund von Minderwertigkeitsgefühlen schneller fertig werden mußte als sein Kollege. Wir Menschen sind verschieden. Es gibt keine Allheilmittel. Aber es gibt Leitlinien, die uns helfen können auf dem Weg hin zu einem gesünderen Leben.

Wasser, Licht und Luft

Die natürlichen und fast kostenlosen physikalischen Lebensreize Wasser, Licht und Luft beeinflussen über die Haut unseren gesamten Organismus.

Im Sinne einer Reiztherapie wird durch Stimulierung bzw. Umstimmung unseres Körpers eine Heilwirkung erreicht, Abwehr- und Anpassungsfähigkeit werden gesteigert.

Luftbäder

Das Atmen in reiner, frischer Luft ist für die meisten Kopfschmerzkranken eine Labsal. Richtiggehende Luftbäder gehören zu den milden Abhärtungs- und Reizmethoden. Stoffwechsel, Durchblutung, die körpereigene Abwehr und die Funktionen des vegetativen Nervensystems und der Hormondrüsen werden angeregt. Genaugenommen wirkt das Luftbad ähnlich wie eine Kaltwasseranwendung. Dauert das Luftbad nicht zu lange, wirkt es beruhigend auf die Nerven, unser Körper entspannt sich.

Während eines Luftbades sollte der ganze Körper unbekleidet der Luft ausgesetzt werden. Um Wärmeverluste zu vermeiden, geht man umher oder treibt Gymnastik. Sie können sich auch die Haut abfrottieren oder bürsten. Die Dauer richtet sich nach den Witterungsbedingungen und nach der jeweiligen Übung, auf keinen Fall darf es zum Frösteln kommen. Geübten sind auch Luftbäder bei Minustemperaturen ohne Gesundheitsschäden möglich. Zugluft sollten Sie vermeiden, sie kann zur Unterkühlung fühlen.

Zweckmäßigerweise beginnt man frühmorgens mit einem Zimmerluftbad. Wie bei den Kaltwasseranwendungen muß der Körper vorher gut durchwärmt sein. Öffnen Sie das Fenster und gehen Sie einige Minuten umher. Dann warm anziehen und erwärmen. Führen Sie in unmittelbarer Verbindung mit einem Luftbad keine Kaltwassermaßnahme durch. Die Reizwirkung würde unter Umständen zu groß werden.

Denken Sie an die alte Regel: *Kleine Reize regen an, mittlere stärken, starke schwächen.* Dabei ist ein mittlerer Reiz zu Beginn einer Behandlung von anderer Wirkung als nach eingetretener Gewöhnung.

Licht- und Sonnengenuß

Den stärksten Naturreiz bildet die direkte Sonnenbestrahlung. Sonne und Sonnenlicht erhöhen die Lebensfreude und steigern das Wohlbefinden. Erwiesenermaßen wirken Sonnenstrahlen »antidepressiv«. Abwehrkräfte, Durchblutung und Stoffwechsel werden angeregt, Blut- und Vitamin-D-Bildung gesteigert. Sonnenstrahlen sind außerdem eines der stärksten keimtötenden Mittel. Viele eitrige Wunden heilen am besten durch richtige Sonnenbestrahlung. Die keimtötende Tätigkeit der Sonne läßt sich auch noch in der Tiefe der Körpergewebe nachweisen.

Menschen, die unter Kopfschmerzen leiden, müssen jedoch vorsichtig sein: Sie vertragen die Sonne meistens schlecht – Sonnenbäder sollten auf die schmerzfreie Zeit beschränkt bleiben. Auch dann kommt es auf die richtige Dosierung an. Wer sich zu sehr der Sonne aussetzt, riskiert neben einer Überreizung des Nervensystems bleibende Hautschäden.

Jahrelange üppige Sonnenbäder machen Sie zwar zeitweise zum Partystar, der Preis dafür ist aber langfristig sehr hoch: frühzeitige Faltenbildung der Haut, Pigmentflecken, sogar das Auftreten von Hautkrebs nehmen bei exzessiver Sonnenbestrahlung zu.

Im Frühjahr sollte man die Sonne anfangs nur minutenlang auf die Haut einwirken lassen, da sie noch sehr lichtempfindlich ist. Auch nach der Gewöhnung sollte je nach Verträglichkeit eine halbe bis eine Stunde Einwirkungszeit nicht überschritten werden. Denken Sie auch daran, daß der Boden warm sein soll, auf den Sie sich legen. Durch Schwimmen oder Duschen büßt Ihre Haut einen Teil ihres Fettes ein, wodurch sie lichtempfindlicher wird. Zweckmäßig wäre leichte Bewegung, nach Beendigung des Sonnenbades eine Kaltwasseranwendung.

Vorbeugende Wasseranwendungen

Wasseranwendungen wirken regulierend und ausgleichend auf das hormonale und nervale Steuerungssystem, auf Kreislauf, Stoffwechsel und Atmung. Der Spannungszustand des Gewebes wird verbessert und die Ausscheidung von Giftstoffen und Unreinheiten über die Haut angeregt, das Wohlbefinden gesteigert.

Die örtliche und zeitliche Verteilung der Wassermengen bestimmt den Reizerfolg, die sogenannte Reaktion. Unmittelbarer Angriffspunkt ist die Haut, die über Blutkreislauf und Nervensystem mit allen anderen Körperteilen verbunden ist. Der hydrotherapeutische Reiz der Haut ruft im Organismus zunächst »Störungen« hervor, die ihrerseits Ausgleichs- und Regelungsvorgänge auslösen. Unser Körper leistet aber in seinen regulatorischen Bestrebungen stets mehr, als durch die gesetzte Veränderung erforderlich wäre. Er reagiert auf einen Wärme- oder Kältereiz mit einer Änderung seiner Körperfunktionen: Erweiterung oder Verengung der Blutgefäße, Verlangsamung oder Beschleunigung von Herzaktion und Atemfrequenz.

Über die Haut werden auch das vegetative Nervensystem und das Zwischenhirn beeinflußt, die unter anderem – was uns hier besonders interessiert – auf den Tonus der Gefäße und Muskeln des Kopfes regulierend einwirken. Neben dieser Kreislaufwirkung, die im Vordergrund der

Wasseranwendungen steht, erfolgt auch eine Wirkung auf den Stoffwechsel, vor allem in Form vermehrter Wärmebildung. Der wirksame Reiz geht dabei nicht vom Wasser selbst, sondern von seiner Temperatur aus. Da die Haut viel mehr Empfängerorgane (Rezeptoren) für die Kälte als für die Wärme besitzt, nutzt man in erster Linie das kalte Wasser als intensiven Reiz. Bei Kältereizen folgt auf die anfängliche Gefäßverengung eine Gefäßerweiterung mit Blutüberfüllung des betroffenen Organs. Das hat schon der böhmische Wasserheilkundige Vinzenz Prießnitz (1799–1851) sehr richtig erkannt, als er feststellte: »Es ist ja nicht die Kälte, die heilt, sondern die Wärme, die durch das kalte Wasser erzeugt wird.«

Sie sollten sich deshalb als Regel zu Herzen nehmen: *Alle Kaltwasseranwendungen dürfen nur am warmen Körper durchgeführt werden*. Je wärmer der Körper, je kürzer und kälter die Anwendung, desto besser die Reaktion.

Auch Teilanwendungen wie das Armbad erfordern gute Allgemeinwärme. Die Erwärmung erfolgt am besten durch mäßige Bewegung oder im Bett. Nach der Teilanwendung werden nur die der Luft ausgesetzten Körperteile abgetrocknet – Kopf, Hals, Gesicht, Hände; durch Bewegung oder Bettruhe sorgt man für Trocknung der Haut und gute Durchwärmung. Weiterhin zu beachten:

▷ während der Menstruation nur »kleine« Anwendungen;
▷ Anwendungen ein bis zwei Stunden vor oder nach dem Essen durchführen, also weder mit vollem, noch mit leerem Magen;
▷ wenn Sie an einem Tag verschiedene Maßnahmen durchführen, so sollte je nach »Größe« der Anwendung ein zeitlicher Abstand von zwei bis vier Stunden eingehalten werden;
▷ die Temperatur sollten Sie jeweils wie folgt ansetzen: kalt – bis 18°C (aus der Leitung oder brunnenkaltes Wasser), warm – zwischen 36°C und 38°C, heiß – über 38°C.

Kalte Dusche

Duschen Sie zunächst einige Minuten heiß – das hilft Muskelverspannungen lösen –, dann ohne Übergang, nicht länger als zehn bis 15 Sekunden, kalt – mit der Handbrause rechter Fuß, rechtes Bein aufwärts, dann links bis zur Hüfte, weiter über die rechte Hand bis hinauf zur Schulter, linke Hand zur Schulter, dann schließlich Brust, Rücken, Gesicht. Lassen Sie den kalten Wasserstrahl nicht hauptsächlich auf die Schulter-Nacken-Partie laufen, das kann zur Auskühlung führen. Zum Schluß kräftig abfrottieren und warm anziehen.

Wechselduschen

Ein exzellentes Kreislauftraining sind Wechselduschen. Sie beginnen wie vorher mit einer heißen Dusche, dann etwa zehn Sekunden kalt, in der obigen Reihenfolge. Dann nochmals eine Minute heiß und wieder kalt. Sie beginnen immer mit warm und schließen mit kalt ab. Atmen Sie ruhig und tief weiter, während Sie auf »kalt« drehen.

Warme Bäder

Warme Bäder reinigen und lösen Schweiß, Hautfett und Schwebstoffe aus der Umwelt von der Körperoberfläche. Ein warmes Vollbad nach anstrengender Arbeit entspannt und entstreßt, lockert die Muskeln und macht die Gelenke beweglicher. Die Wirkung des Wannenbades kann durch entsprechende Zusätze mit aromatischen Kräutern und Essenzen erhöht werden. Die Stoffe werden über die Haut aufgenommen, gelangen so in die Blutbahn und wirken auf den ganzen Körper (siehe auch Badezusätze, S. 65).

Heiße Bäder

Heiße Bäder haben andere Vorzüge. Sie stellen eine starke Reiztherapie dar: Der Stoffwechsel wird in Gang gebracht und ein künstliches »Heilfieber« erzeugt – die Pulsfrequenz steigt, der Blutdruck fällt, die Atemfrequenz sinkt. Der Verbrennungsprozeß wird angeregt und die Ausscheidung von Giftstoffen durch das nachfolgende Schwitzen verstärkt. Ein heißes Bad ist ein gutes Mittel bei den ersten Anzeichen einer Erkältung oder Grippe. Anschließend gut zugedeckt ruhen, damit sich die Kreislaufverhältnisse wieder beruhigen können.

Während Warmbäder, je nach individuellem Wohlbefinden, bis etwa 20 Minuten dauern können, sollten Sie bei heißen Bädern zehn bis zwölf Minuten nicht überschreiten. Längere heiße Bäder belasten den Kreislauf zu stark und wirken entkräftigend. Weitere Kontraindikationen bei Vollbädern: Infektionen oder Entzündungen im akuten Stadium, Kreislaufschwäche, koronare Durchblutungsstörungen, Herzdekompensation, Schilddrüsenüberfunktion, offene Hautkrankheiten, Lungenabszeß, Lungen-Tb, Nierenleiden, akute rheumatische Krankheiten.

Trockenbürsten

Trockenbürsten regt die Durchblutung an. Für alle Morgenmuffel, die unter niedrigem Blutdruck leiden, ist es ein gutes Mittel, um in Schwung zu kommen. Morgens vor dem Waschen oder Duschen den ganzen Körper mit einer Borstenbürste oder einem Massagehandtuch zwei bis drei Minuten lang abbürsten. Bei Krampfadern und schlechtem Kreislaufzustand vorsichtig in Richtung Herz bürsten: rechtes Bein, rechter Arm, linkes Bein, linker Arm, Rücken, Bauch, Brust, zum Schluß die Seiten von der Hüfte bis zur Achsel. Ansonsten können Sie kräftig hin und her oder kreisförmig ein bis zwei Minuten den ganzen Körper bei trockener Haut durcharbeiten. Anschließend mit einem hautpflegenden Öl einölen. Wenn Sie gut durchwärmt sind, bürsten Sie sich bei offenem Fenster.

Bewegung

Wer fit ist, neigt kaum zu koronaren Herzerkrankungen, ist in der Regel ausgeglichener, denkt klarer, ist weniger anfällig für Ärger, Depression und Angst und eher in der Lage, mit Streß fertig zu werden.

Unter körperlicher Fitness versteht man die Leistungsfähigkeit von Herz und Kreislauf, die Belastbarkeit der Muskulatur, die Muskelkraft, die Beweglichkeit und die Kontrolle des Gewichts, wobei die Funktionsfähigkeit von Herz und Kreislauf an erster Stelle steht. Verstehen Sie nicht falsch: Sie sollten keine unmenschlichen Anstrengungen unternehmen, dies alles zu erreichen. Es ist nicht notwendig, daß Sie sich wie ein Body-Builder durch das Leben bewegen. Wählen Sie eine Sportart, die Ihnen Spaß macht. Vor allem aber: Beginnen Sie lieber langsam und steigern Sie sich stetig. Gewinnen Sie behutsam Freude an der Fitness, anstatt ehrgeizig zu starten, um schnell und enttäuscht wieder abzuspringen.

Wenn Sie einige Regeln beachten und sich nicht an Höchstleistungen versuchen, trägt körperliche Bewegung entscheidend zu ihrem Wohlbefinden bei – sowohl psychisch wie auch physisch. Kenneth H. Cooper, ein renommierter amerikanischer Mediziner und Buch-Autor, ist sogar überzeugt davon, daß sportliche Betätigung »die wichtigste Grundlage zu einem langen, aktiven Leben« ist. Sie sei »absolut notwendig für die Gesundheit des Menschen«. Gestützt wird seine Ansicht durch verschiedene Untersuchungen an den Universitäten Stanford und Harvard. Danach

▷ kommen Krankheiten der Herzkranzgefäße erheblich seltener bei Menschen vor, die pro Woche 2000 und mehr Kalorien durch sportliche und körperliche Betätigung verbrauchen. Das entspricht etwa einer Stunde Joggen drei- bis viermal pro Woche.

▷ sind Männer in Testgruppen mit der wenigsten Bewegung doppelt so gefährdet wie jene, die sich am meisten bewegten;

▷ sind all jene, die mit der Ausübung von Sport und Bewegung aufhörten, in kurzer Zeit gesundheitlich genauso gefährdet wie gänzlich Untrainierte.

Ein ideales Gegengewicht zur weit verbreiteten körperlichen Passivität, die nicht selten berufsbedingt oder doch berufsbeeinflußt ist, bilden vier Sportarten, die leicht zu erlernen und problemlos auszuüben sind: das Gehen, das Laufen, das Radfahren und/oder das Schwimmen. Spazierengehen ist zwar durchaus auch eine nützliche Aktivität. Sie reicht aber als alleinige körperliche Betätigung nicht aus, zumindest wenn Sie unter 60 Jahre alt sind. Die regelmäßige Ausübung einer an Ihren Leistungsstandard angepaßten Sportart sollte es schon sein!

Allerdings sollten Sie vor Trainingsaufnahme eine ärztliche Untersuchung als Absicherung ins Auge fassen. Obligatorisch wird diese, wenn Sie über 40 Jahre alt sind, 20 oder mehr Pfund Übergewicht haben, Herz- und Kreislaufkrankheiten in der Familie vorkommen; wenn Sie rauchen, hohen Blutdruck oder einen hohen Cholesterinspiegel haben. Sind Ihre Gelenke rheumatisch erkrankt, müssen Sie extreme Belastungen meiden: Stellen Sie mit Ihrem Arzt oder Krankengymnasten ein Programm zusammen, das individuell auf Sie zugeschnitten ist. Bei den meisten rheumatischen Erkrankungen ist Schwimmen die Sportart der Wahl.

Wenn Sie Schmerzen in der Brust oder andere wiederkehrende Schmerzen spüren, nachdem Sie mit Ihren Übungen begonnen haben, brechen Sie das Programm sofort ab. Schmerzen oder Beschwerden sind immer ein Zeichen dafür, daß Sie aufhören sollten. Allerdings: Vor den gewünschten Trainingseffekt haben die Götter den Muskelkater gesetzt. Und der kann ja bekanntlich auch ganz schön wehtun!

Gehen

Schnellgehen gehört zu den besten und gesündesten Feierabendsportarten! Der Eindruck, daß die »Sportart« zu wenig fordert, als daß sie als konditionsfördernd gelten könnte, ist falsch. Sicherlich dauert es etwas länger, bis ein bestimmter Fitneßgrad erreicht ist. Dafür ist Gehen aber die Sportart für alle, die befürchten müssen, sich beim Laufen Gelenk-, Knochen- oder Muskelverletzungen zuzuziehen.

Ist Gehen die einzige Sportart, die Sie treiben, empfiehlt es sich, an vier bis fünf Tagen der Woche jeweils fünf Kilometer in 45 Minuten zu gehen. Machen Sie vor dem Gehen einige sanfte Streckübungen, um die Muskeln aufzulockern und den Körper aufzuwärmen. Vergessen Sie auch nicht, genügend zu trinken, damit Ihre Energie erhalten bleibt: bei heißem Wetter alle 30 Minuten etwa ein Glas Wasser.

Großgewachsene Personen müssen, weil Ihr Schritt etwas länger ist, schneller gehen als kleine, um den gleichen Nutzen zu erzielen. Schnelles Gehen trainiert in erster Linie Gesäß- und Beinmuskulatur, bergab Gehen hauptsächlich den Quadrizeps, die Muskelgruppe, die das Bein hebt.

Treppen und Steigungen auf der Gehstrecke intensivieren den Trainingseffekt und verbessern die Herz-Lungen-Kapazität. Abwechslungsreicher können Sie das Gehen gestalten, wenn Sie einige Minuten schnell und einige in gewohntem Tempo gehen.

Ein Trainingsanzug und ein Paar guter Laufschuhe sind alles, was ein sportlicher Feierabendgeher zum Losmarschieren braucht. Mehr Spaß macht's, wenn Sie von Freunden begleitet werden.

Gehen kann Sie – vom Trainingseffekt her – genausoweit bringen wie das Laufen. Eine amerikanische Studie belegt, daß – mit Ausnahme einer geringfügig niedrigeren Herz-Lungen-Kapazität – Weltklasse-Geher die gleichen physiologischen Werte aufweisen wie Marathonläufer. Eine Untersuchung mit Untrainierten, die mit einem 30minütigen körperlichen Training begannen, zeigte vergleichbare Werte für Radfahren, Laufen und Gehen. Sie müssen sich also nicht aus falschem Ehrgeiz heraus zum Laufen zwingen, wenn Ihnen das Gehen mehr liegt.

Laufen

Völlig Untrainierte sollten mit einer Minute langsamen Dauerlaufs täglich beginnen, und zwar in einem Tempo, bei dem noch eine Unterhaltung möglich wäre. Man darf dabei nicht außer Atem kommen, der Puls muß kontrolliert werden und sollte 120 bis 130 Schläge in der Minute nicht überschreiten. Herzklopfen oder gar Herzschmerzen dürfen keinesfalls auftreten. In diesem Fall muß das Training für diesen Tag sofort abgebrochen werden!

Nach einer Woche steigert man das Pensum auf zwei Minuten und von da an von Woche zu Woche um jeweils eine weitere Minute. Tritt während des Laufens Atemlosigkeit ein, sofort zum Schrittempo überwechseln, bis sich der Atem wieder beruhigt hat. Dann erst weiterlaufen und die Gehzeit nicht auf das Laufpensum anrechnen.

Innerhalb von 30 Wochen hat man so das ideale Pensum von täglich einer halben Stunde Dauerlauf erreicht, das nun beibehalten werden sollte. Es reicht aus, um den Menschen bis ins hohe Alter gesund und leistungsfähig zu erhalten.

Als Richtlinie für eine gute körperliche Kondition gilt: An vier Tagen in der Woche etwa 30 Minuten laufen, mit einer höchsten Wochenstrecke von 20 bis 25 Kilometer. Wer Spaß und Freude am Laufen findet, kann natürlich noch steigern. Zur Vermeidung von Gesundheitsschäden, insbesondere von Knochen-, Gelenks- und Muskelverletzungen, sollten Sie auf folgende Punkte jedoch besonders achten:

▷ *Aufwärmen:* Besonders wichtig! Verwenden Sie drei bis fünf Minuten darauf, sich zu strecken und zu dehnen, die Arme zu schwingen, die Beine auszuschütteln.

▷ *Lauftechnik:* Verkrampfen und verspannen Sie sich nicht beim Laufen. Der ganze Körper muß locker und frei beweglich bleiben (besonders Hals und Arme). Nicht nach vorne gebeugt oder mit herausgestrecktem Gesäß laufen. Rollen Sie die Füße beim Laufen ab. Weder sollten Sie ausschließlich auf Zehen und Ballen laufen, noch das Körpergewicht zu sehr in die Fersen »pressen«. Heben Sie auch nicht zu sehr vom Boden ab, das belastet Bänder, Sehnen und Knochen unnötig stark.

▷ *Schuhe:* Der Markt bietet inzwischen ausgezeichnete Joggingschuhe an. Je härter der Untergrund ist, desto federnder und dämpfender müssen die Schuhe sein. Fester Halt ist wichtig! Am besten sind Modelle, wie auch Marathonläufer sie benutzen. Solche Schuhe garantieren den richtigen leichten Trab und verhindern, daß dabei Sehnen- und Bänderzerrungen auftreten.

▷ *Untergrund:* Beton federt kaum, eignet sich am schlechtesten. Gute Untergründe bieten Aschenbahnen und Wald- und Wiesenwege.

▷ *Streckenführung:* Ebenes Gelände ist zu bevorzugen, Steigungen stellen für den Feierabendläufer möglicherweise eine zu große Belastung für Bänder und Gelenke dar.

Um welche Tageszeit das tägliche Laufpensum absolviert wird, ist nicht von Bedeutung. Hauptsache, man läuft – und zwar bei jedem Wetter! Selbstverständlich in entsprechender Kleidung, die sowohl leicht sein als auch vor Regen, Wind und Kälte schützen, den Schweiß aufsaugen und Schweißverdunstungen nicht behindern soll.

Radfahren

Das Fahrradfahren zählt deshalb zu den besten Feierabendsportarten, weil es die Entwicklung der Beinmuskulatur fördert und eine ganz ausgezeichnete Wirkung auf das Herz-Kreislauf-System hat. Auf Knochen und Gelenke wirkt es weniger belastend als Laufen.

Dagegen ist die Gefahr, vom Rad zu fallen oder in einen Verkehrsunfall verwickelt zu werden, nicht zu unterschätzen. Schlechte Witterungsbedingungen, Schlaglöcher oder plötzliche Ablenkungen können schnell zu einem Sturz führen. Deshalb sollte ein guter Schutzhelm, der vor dem Losradeln auch tatsächlich aufgesetzt wird, zur Grundausrüstung gehören: Die schwersten Verletzungen beim Radfahren sind Kopfverletzungen.

Empfehlenswert sind Räder mit drei bis zehn Gängen. Ein Rad ohne Gangschaltung fährt sich besonders in hügeligem Gelände recht schwer. Andererseits muß bei einem Rad mit Gangschaltung beträchtlich weniger

Energie aufgewendet werden, was bedeutet, daß weitere Strecken gefahren werden müssen, um einen guten Trainingseffekt zu erzielen.

Anfänger sollten auch beim Fahrradfahren das Trainingsprogramm langsam angehen lassen. Das ist für das Herz eindeutig besser. Wer gänzlich »formlos« ist, wird ein paar Wochen benötigen, bis sich Kondition und Muskeln aufgebaut haben.

In diesen Fällen ist es sinnvoll, mindestens zehn Wochen anzusetzen, um sich an eine Geschwindigkeit von ungefähr 25 Kilometer pro Stunde heranzuarbeiten. Bei dieser Geschwindigkeit lassen sich anderthalb Kilometer in vier Minuten schaffen. Das ist schnell genug. Was darüber liegt, ist bereits Renngeschwindigkeit und für einen angemessenen Trainingseffekt nicht erforderlich. Ein effektives und anspruchsvolles Programm fährt, wer an fünf Tagen in der Woche ungefähr acht Kilometer in 20 Minuten fährt!

Schwimmen

Beim Schwimmen werden nicht nur die meisten Muskeln des Körpers genutzt, es hat gegenüber anderen Sportarten auch noch einige andere Vorteile: So ist beim Schwimmen wegen des natürlichen Auftriebs im Wasser die Belastung der Muskeln und des Skelettapparates schonender. Entsprechend seltener treten Sehnen- und Gelenkkrankheiten auf.

Ein sinnvolles Training sollte an mindestens vier Tagen in der Woche 20 bis 30 Minuten dauern, damit im Herz-Kreislauf-System der erwünschte Effekt erzielt wird. Dabei verbraucht ein guter Schwimmer in verhältnismäßig kurzer Zeit erstaunlich viele Kalorien. Je nach Geschwindigkeit und Schwimmstil können es zwischen fünf und 20 Kalorien pro Minute sein.

Allerdings, ganz ohne mögliche nachteilige Erscheinungen geht es auch beim Schwimmen nicht. Nicht jedem gefällt und bekommt das mitunter sehr stark gechlorte Wasser. Augenreizungen und manchmal sogar -entzündungen können die Folge sein. Auch mit einem (häufigeren) Schnupfen müssen sich einige Schwimmer herumplagen. In manchen Fällen sorgen Nasenklemmen und Schwimmbrillen dafür, daß diese Erscheinungen vermieden werden können.

Gänzlich ungetrübten Genuß gibt es also weder beim Schwimmen noch bei anderen Sportarten. Doch dürften die Vorteile die denkbaren – und das heißt ja nicht, daß sie auch eintreten müssen – Nachteile überwiegen. Vorausgesetzt, der zum ausgleichenden Feierabendsport Entschlossene geht überlegt und im tatsächlichen Interesse seiner Gesundheit und nicht nur einer plötzlichen Laune zuliebe ans Werk. Und das heißt:

Wählen Sie eine Sportart, die Ihnen definitiv Freude macht und die Sie wahrscheinlich längere Zeit ausüben werden. Dabei ist zu beachten, wo

Sie trainieren werden und wie Sie dorthin kommen. Es hat wenig Sinn, sich vorzunehmen, regelmäßig schwimmen zu gehen, wenn das nächste Schwimmbad 30 Kilometer entfernt ist und für das Training nur 45 Minuten zur Verfügung stehen.

Lebensweise

»Ich schlief und träumte, das Leben wäre Freude;
ich erwachte und sah, das Leben war Pflicht;
ich handelte – und siehe: die Pflicht war Freude.

(Rabindranath Tagore)

Unser tägliches Leben vollzieht sich im Idealfall in einem gesunden, dynamischen Wechsel zwischen Spannung und Entspannung. Die meisten Kopfschmerzkranken haben mit der Entspannung Schwierigkeiten; sie wollen ihre Leistung steigern und steigern, ohne entspannende Momente zu berücksichtigen. Sie treiben sich so in einen chronischen Spannungszustand, der sie ganz beherrscht. Deshalb ist ihr wichtigstes Lernziel die Entspannung.

Das ist nicht einfach, weil viele Kopfschmerzkranke kein »Verhältnis« zur Entspannung haben, sie haben dafür keinen Raum vorgesehen. Schlimmstenfalls wirkt sie gar als Anfallsauslöser.

Generell sollte das Spannungsgefälle zwischen Arbeit und Freizeit verringert werden: Die Grundspannung während der Arbeit senken, gelassener arbeiten (mit Hilfe von Autogenem Training, Gymnastik etc.), dafür die Spannung der freien Tage anheben mit Hilfe etwa von Sport und freudvollen Hobbys.

Sie müssen das rechte Maß zwischen Bewegung und Arbeit, Ruhe und Erholung finden.

Mit Entspannung meinen wir übrigens das Gegenteil von Trägheit. Wer mit Freude arbeiten kann, braucht unter Umständen gar nicht so viel Entspannung. Was aber, wenn ein Mensch dauernd auf Leistung »geschaltet« ist? Abgesehen vom Verlust an Lebensfreude wird er vermutlich immer leistungsunfähiger. Daher Regel Nummer eins: *Lernen Sie, sich zu entspannen.* Ein kleines Methodenarsenal haben wir Ihnen ja schon zur Verfügung gestellt.

Tanken Sie »Seelenkraft« durch Tätigkeiten, die Ihnen Freude machen. Geben Sie Ihrer Phantasie Spielraum. Und achten Sie darauf: Freizeit kann sehr rasch zum belastenden Streß werden, wenn Leistung auch hier im Vordergrund steht.

Streßkorrektive

Für die meisten von uns führt ständige ungesunde, extreme Lebensweise zu einem Energiedefizit. Man achtet nicht auf sich und vergewaltigt sich. Wenn Sie überwiegend im Büro sitzen, sollten Sie in Ihrer Freizeit einen körperlichen Ausgleich suchen. Wer hart körperlich arbeitet, sollte sich vielleicht eher geistig-kommunikativen Beschäftigungen widmen. Wichtige Streßkorrektive sind außerdem ein befriedigendes Familienleben und nicht zuletzt eine befriedigende Sexualität.

Partnerschaft und Sexualität sind ein wichtiger Bestandteil unseres Lebensfundamentes, wie auch Zufriedenheit im Beruf. Wer Spaß an seinem Beruf hat und Erfolg, kann ein Vielfaches mehr an Streß aushalten. Der Beruf wird für ihn eine Quelle der Kraft und nicht der Erschöpfung. Natürlich gibt es auch hier Grenzen – gönnen Sie sich Pausen während der Arbeitszeit. Wer viele kleine Pausen macht, ist letztendlich vitaler und schafft mehr als der »Geschäftige«, der keine oder kaum Pausen macht. Das Ergebnis des Letzteren ist meistens »Gschaftlhuberei«, die Kreativität kommt zu kurz, Souveränität geht verloren. Denken Sie an den Spruch von Winston Churchill: »Die Friedhöfe sind voll mit Menschen, die sich für unentbehrlich gehalten haben.«

Mit sich liebevoller umzugehen ist nicht das schlechteste. Überall und zu allen Zeiten hieß es: »Liebe ist der höchste Grad der Heilkunst.« Unterschätzen Sie auch nicht die einfachen Dinge, die Streß vermindern können: eine angenehme Musik, ein sonniger Tag ... Zahlreiche Untersuchungen haben die positive Wirkung von Licht, Luft und Bewegung bewiesen – unsere Stimmung hellt sich auf. Setzen Sie Ihre Phantasie ein: Überlegen Sie, was Sie einem Freund oder einer Freundin raten würden, wenn diese(r) an Ihrer Stelle wäre.

Und: Lachen hilft ebenfalls, angestauten Streß zu entladen. Auch Weinen. Selbstverständlich sind auch Fluchen und Schreien gute Staulöser. Und das Singen: Es gibt Manager, die ihr Stereogerät anstellen, die Liedertexte geradezu mitbrüllen und sich auf diese Weise »Luft« verschaffen.

Im Rhythmus bleiben

Ein wichtiges Prinzip, das Ihnen helfen kann, neue Energiequellen zu erschließen, ist Rhythmus. Das bedeutet, Sie sollten in individuell zugeschnittenem Maß Arbeit und Freizeit, Tätigkeit und Ruhe, »öffentliches« und privates Leben sich abwechseln lassen. Es bedeutet, sich an bestimmte Regelmäßigkeiten zu halten, ohne sich jedoch von ihnen versklaven zu lassen: bei den Mahlzeiten, beim Schlaf-Wach-Rhythmus, beim Arbeitsstil.

Allerdings: Gegen gelegentliche »Exzesse« – etwa einmal im Monat eine durchzechte Nacht – ist nichts einzuwenden. Im Gegenteil: Das erfrischt unseren Körper wie eine Reiztherapie, als Stoß ins »Vegetativum«. Unser Leben darf nicht in Routine erstarren.

Gesunder Schlaf ist einer der wichtigsten Energiespender. Finden Sie heraus, ob Sie Frühaufsteher oder Morgenmuffel, Kurz- oder Langschläfer sind, entdecken Sie Ihre wahren Bedürfnisse und versuchen Sie einen machbaren Kompromiß zwischen diesen und Ihren Pflichten zu finden.

Nicht nur Zeitpunkt und Dauer von Schlaf- und Ruhepausen können falsch sein, sondern auch ihre Begleitumstände: daß zuviel Alkohol, Kettenrauchen, eine schwere Abendmahlzeit, Licht und Lärm, aber auch ein vorausgehender Streit mit dem Partner den Schlaf stören, ist eine Binsenweisheit. Untersuchen Sie also Ihre Feierabendgewohnheiten. Wer sich am Feierabend falsch verhält, braucht sich nicht zu wundern, wenn er trotz eines anstrengenden, erschöpfenden Arbeitstages schlecht einschlafen kann oder Schlafstörungen hat. Gehen Sie beispielsweise noch mal »um den Block« und genießen Sie die Abendluft.

Bei chronischen Kopfschmerzen liegt fast immer auch eine Verspannung der Nackenmuskulatur vor, daher muß für die Schlafhaltung ein Kissen gefunden werden, das die Kuhle zwischen Kopf und Schulter ausfüllt und während der Nacht an seinem Platz bleibt.

Stichwort Zeitmanagement

Wer durch zahlreiche Verpflichtungen belastet ist und ständig gehetzt von den »Sachzwängen« (niemand steht mit der Pistole hinter Ihnen und zwingt Sie zu tun, was Sie tun, oder?) durch das Leben hastet, für den kann rechtverstandenes Zeitmanagement hilfreich sein:

Legen Sie eine Liste Ihrer täglichen Pflichten, Pläne und Vorhaben an. Zerteilen Sie sie in einen »humanen« Zeitplan, der Ihnen genügend Freiraum läßt. Wenn Sie den großen Pflichtenberg in viele kleine Pflichten-»Hügel« zerlegen, wirkt er nicht mehr so groß und erdrückend. Außerdem stellen sich viel schneller Erfolgserlebnisse ein. Die Freude an der Herausforderung durch das tägliche Leben wächst und damit die Tat- und Schaffenskraft. Ihre »Körperchemie« ändert sich zum Guten. Setzen Sie sich Prioritäten: das Wichtigste zuerst, in appetitanregende, kleine, »machbare« Happen zerteilt.

Ihr Stichwort heißt Zeitmanagement. Wenn Sie das eingesehen haben, gehen Sie bei einer Änderung Ihres Tagesablaufs langsam und dosiert vor. Es sind weniger die Umstände und andere Menschen, die uns überfordern: Wir selbst sind es! Nehmen Sie sich Zeit und seien Sie geduldig, auch wenn es darum geht, Zeitplanung zu lernen.

Und verfallen Sie nicht ins andere Extrem und verplanen jede Minute des Tages. Gönnen Sie sich Freiräume. Nützlich wäre es in jedem Fall, Autogenes Training oder andere Methoden als Entspannungshilfe einzusetzen, um chronischer, beruflicher und psychischer Überforderung wirkungsvoll zu begegnen.

Es ist eine schwierige, aber reizvolle Unternehmung, herauszufinden, welches Maß das für Sie richtige Maß ist. Nehmen Sie sich dazu Zeit! Rom wurde nicht an einem Tag erbaut...

In besonderem Maß gilt alles bisher Gesagte für »Genußgifte« wie Nikotin, Alkohol und Kaffee. Schon in kleinen Dosen genossen, sind das Gifte. Wir merken das nicht mehr, weil sich unser Körper durch jahrelangen Gebrauch an sie gewöhnt hat. Nichts ist gegen einen gelegentlichen »Genuß« einzuwenden, alles aber gegen die Regelmäßigkeit, besonders wenn wir mit allen dreien »Umgang pflegen«. Die Wirkung potenziert sich!

Wenn wir es schon nicht schaffen, die Aufnahme dieser Genußgifte zu reduzieren, sollten wir zumindest in anderen Bereichen Ausgleich schaffen: genug Bewegung, frische Luft, gesunde Ernährung, regelmäßiges Leben, entgiftende Maßnahmen etc.

Körperhaltung

Wie sehr unsere Körperhaltung am Entstehen der verschiedensten Krankheiten beteiligt ist, wird immer noch unterschätzt. Wir sprachen ja bereits darüber, daß Muskelspannungen an Nacken und Rücken sowie Veränderungen der Halswirbelsäule Kopfschmerzen verursachen können.

Unsere Körperhaltung spiegelt aber auch unsere geistige Haltung wider. Umgekehrt erleichtert die »Arbeit« an der Körperhaltung den Prozeß, unsere krankmachenden inneren Einstellungen zu ändern. Nur ein erster Schritt ist der feste Entschluß, falsche, zur Gewohnheit gewordene Haltungs- und Bewegungsmuster zu ändern. Auch hier spielt Selbstdisziplin und kontinuierliche Arbeit an sich selbst eine große Rolle.

Körpergefühl entwickeln

Eine wichtige Voraussetzung für den »Umbau« ist die Entwicklung des Körpergefühls. Dies gilt es zudem immer wieder zu überprüfen, weil ein gewohnheitsmäßig falsch eingestellter Körper auch keine korrekten Informationen liefern wird.

Richtig gelehrt und gelernt, können die vielfältigen asiatischen Kampfkünste hier als Beispiel dienen. Das Entwickeln von Körpergefühl und das richtige Erlernen der Bewegungen dauert mehrere Jahre. Durch das ständige Ausführen von vorgegebenen Bewegungsabfolgen lernt der Körper allmählich, sie korrekt auszuführen. Dabei müssen immer wieder »falsche« Bewegungen als solche erkannt und die Voraussetzungen – wie Elastizität, Fitness – für andere Bewegungen geschaffen werden. Langsam entwickelt sich so ein umfassendes Körperbewußtsein.

Daß bestimmte körperliche Haltungen bestimmte emotionale Zustände fördern, kann jeder selbst leicht nachprüfen: Ein gesenkter Kopf und krummer Rücken, vorgezogene Schultern sprechen nicht gerade für eine optimistische Lebenseinstellung. Oder: Ist es ein Zeichen von Gelassenheit, wenn man den Kopf zurückzieht, die Schultern ebenso, die Knie durchdrückt und das Gesicht anspannt? Wohl kaum.

Experimentieren Sie selbst, indem Sie verschiedene Haltungen einnehmen und nachspüren, wie Sie sich fühlen. Wie wir sitzen, liegen, stehen und uns bewegen, ist von großer Bedeutung:

▷ für unsere Gesamtbefindlichkeit,
▷ für die Vorbeugung von Haltungsschäden und vorzeitigen Abnutzungserscheinungen,
▷ für das Entstehen von Muskelspannungen überhaupt,
▷ als Faktor, der den Verlauf zahlreicher Krankheiten günstig beeinflussen kann, indem unnötige Muskelspannung verringert wird, indem zum Beispiel bei rheumatischen Erkrankungen eine vorzeitige Bewegungseinschränkung zumindest verzögert werden kann. Auch durch die Wirkung unserer Haltung auf die Lebenseinstellung insgesamt kann über die Psyche der Krankheitsverlauf positiv beeinflußt werden.

Vom Nutzen der Schwerkraft

Betrachten wir unsere Haltung einmal physikalisch: Ständig wirkt die Schwerkraft auf unseren Körper ein. Eine Gleichgewichtsachse, die gedachte Punkte auf der Kopfmitte, den Schultern, dem Hüftgelenk, dem Knie- und Fußgelenk miteinander verbindet, führt dazu, daß der jeweils untere Körperabschnitt den darüberliegenden stützt. Die Schwerkraft hält dann unseren Körper mit dem geringst nötigen Kraftaufwand in senkrechter Stellung.

Wenn ein Teil unseres Körpers »aus dem Lot« ist, sind wir gezwungen, mehr Energie als notwendig aufzuwenden, um uns aufrecht zu halten. Der Körper muß sich neu ausrichten, um ein kompensiertes, ein »künstliches« Gleichgewicht herzustellen. Weicht der Brustkorb in der einen Richtung von der Senkrechten ab, so gehen beispielsweise Schultern und Becken in die andere Richtung.

Die Klage »Ich bin überlastet« geht oft einher mit einem leicht nach vorne geneigten Körper. Vielleicht können Sie sich vorstellen, welche Auswirkungen Übergewicht auf das Zusammenspiel der Muskeln hat, wenn Sie sich klarmachen, daß der Fettansatz sich nicht gleichmäßig über den Körper verteilt.

Instabiles, kompensiertes Gleichgewicht beschränkt sich nicht auf eine einzige Körperstelle: Unser gesamter Muskelapparat, wie beispielsweise die Streckmuskulatur der Körperrückseite, ist über Muskelhüllen und Sehnenplatten miteinander verbunden. Es gerät also immer der ganze Körper aus dem Gleichgewicht: Eine zu starke Gewichtsverlagerung auf die Fersen kann durchgedrückte Knie, ein nach hinten geneigtes Becken und ein Hohlkreuz zur Folge haben. Ein leichter Stoß auf die Brustmitte würde zeigen, wie wenig standfest diese Person ist.

»Schwachpunkt« Wirbelsäule

Der Statik unserer Wirbelsäule kommt im Hinblick auf eine ausbalancierte Körperhaltung ganz besondere Bedeutung zu. Die Karteikästen orthopädischer Praxen sprechen eine deutliche Sprache: Wirbelsäulensyndrome zählen zu den häufigsten Gründen, einen Orthopäden aufzusuchen.

Der Zustand der die Wirbelsäule umgebenden Muskeln und Nervenkanäle beeinflußt Gesundheit und Wohlbefinden aller Körperteile, aller Organe und Körperfunktionen. Anspannung der Rückenmuskulatur führt zu einer Einschränkung oder Verspannung der Beweglichkeit der Wirbelgelenke. Die Nerven des Rückenmarks können nicht mehr frei und ungehindert austreten, innere Organe werden möglicherweise in ihrer Funktion beeinträchtigt – ein diagnostischer und therapeutischer Ansatz, der vor allem von Chiropraktikern genutzt wird.

Die physiologische Form der Wirbelsäule – ein Doppel-S – garantiert ein Maximum an Stabilität. Bei einer Abweichung von dieser natürlichen Krümmung tritt ein Effekt auf, als ob man an einen gebogenen Draht ein Gewicht hängt: Die Biegung des Drahtes verstärkt sich. Genauso verhält sich die Wirbelsäule, wenn sie an einem überhängenden Punkt ständig vermehrt belastet wird – die anfangs schwache Krümmung wird größer. Dieser Effekt ist natürlich abhängig von der Konstitution und Körperhaltung insgesamt und läßt nicht jeden auf die gleiche Zusatzbelastung gleich reagieren.

Sie können sich die Wirbelsäule aus Schichten zusammengesetzt vorstellen. Diese Schichten bestehen aus Wirbelknochen und den dazwischenliegenden Bandscheiben (siehe *Abb. 12*), elastischen Knorpeln, deren Haupteigenschaften – Elastizität und Plastizität – es ihnen ermöglichen, Druckkräfte aufzunehmen und sie gleichmäßig auf ihre Gesamt-

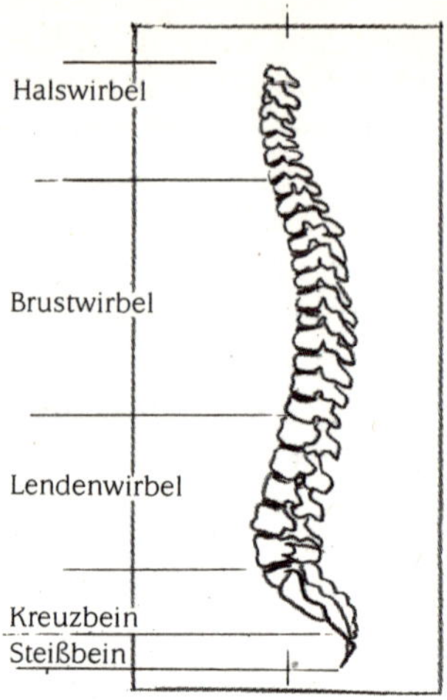

Abb. 12

fläche (und damit auch auf die des Wirbelkörpers) zu verteilen. Das funktioniert etwa nach dem Stoßdämpferprinzip.

Wenn Sie eine schwere Last mit »gebeugtem« Rücken heben, werden in erster Linie die vorderen zwei Drittel der Bandscheiben belastet, das untere Drittel steht unter Zugspannung. Bei geradem Rücken verteilt sich im Hebevorgang die Druckspannung auf die gesamte Oberfläche der Zwischenwirbelscheibe, Zugbeanspruchungen treten kaum auf. Da die Biege- und Zugfestigkeit des Knorpels wesentlich geringer ist als die Druckfestigkeit, ist es viel günstiger, Lasten aus der Kniebeuge und mit »flachem« Rücken zu heben.

Die gleichen, wenn auch geringeren Zugbeanspruchungen treten bei einer haltungsbedingten Verstärkung der Krümmung in der einen oder anderen Richtung auf. Die Folge ist eine langsame Abnützung der Bandscheiben bis hin zur Lageänderung, bis zum Hervorquellen des gallertartigen Kerns der Bandscheibe (Bandscheibenprolaps). Die Symptome sind starke, manchmal in die Beine ausstrahlende Schmerzen und Sensibilitätsausfälle durch Druck des »ausgelaufenen« Kerns auf die zwischen den Wirbelknochen austretenden Spinalnerven.

Bei aufrechter Körperhaltung bleibt der Rücken gerade. Die Nervenbahnen, von denen viele Organfunktionen im Körper abhängen, können frei austreten. Die Schilddrüse und die Organe des Brust- und Bauchraumes können ohne Behinderung arbeiten. Die Körperlast ruht auf der hohlen Brücke der Füße und auf den Hüftknochen.

Die so häufig gewordenen Schmerzen in der unteren Rückenpartie werden oft verursacht durch Streßspannung und vorhergehende oder dadurch ausgelöste Fehlhaltungen. Der Bereich des unteren Rückens bildet eine Art Puffer- und Verbindungszone zwischen oberer und unterer Körperhälfte, daher auch die Anfälligkeit. Als Folge der starken Zugbeanspruchungen verkrampfen sich die Muskeln, drücken auf Nerven, diese schmerzen, die Muskeln verkrampfen sich noch mehr, ein Teufelskreis entsteht. Weitere Veränderungen, etwa im Schulterblattbereich, sind dann nur noch eine Frage der Zeit.

Auch wenn wir die zahlreichen, diagnostisch möglichen Ursachen für Schmerzen der Lendenwirbelsäule berücksichtigen: Die Körperhaltung stellt einen weit unterschätzten Krankheitsfaktor dar. Gerade hier bietet sich aber die Möglichkeit, vorbeugend einzuwirken und Körpergefühl zu entwickeln. Die »ideale Wirbelsäulenkrümmung« oder »ideale Beckenstellung« ist natürlich nur ein Modell, eine Denkhilfe. Sie sollten ihr eigenes Gefühl, Ihr eigenes Wissen um das Funktionieren Ihres Körpers entwickeln: durch Beobachtung, Experimentieren und Erfahrung.

Die Alexander-Haltung

Ein Mann hat sich um die Wiederentdeckung und Einübung der richtigen Körperhaltung besonders verdient gemacht: der Engländer Frederick Mathias Alexander (1869–1955), der bemerkenswerte Zusammenhänge zwischen Körperhaltung und Gesundheit erkannte. Das von ihm formulierte Prinzip lautete: Der Gebrauch unseres Körpers bestimmt seine Funktionsweise. Und seine Funktionsweise beginnt zu leiden, wenn er nicht auf die »richtige« Weise gebraucht wird. Im Mittelpunkt seiner Therapie steht eine unverkrampfte und gelassene Beobachtung und Bewußtwerdung der Art und Weise, *wie* wir unseren Körper bei einfachen Tätigkeiten gebrauchen oder mißbrauchen, damit sich langsam ein objektives Körperempfinden entwickeln kann.

Versuchen Sie ein Gefühl für Ihre Bewegung zu entwickeln, bewegen Sie sich ohne Kraftaufwand, ändern Sie Rhythmus und Geschwindigkeit der Bewegung, führen Sie Bewegungen im Zeitlupentempo aus. Finden Sie Ihre schlechten Angewohnheiten heraus: gesenkter Kopf, krummer Rükken, zurückgezogene Schultern, durchgedrückte Knie, flache Atmung, verspanntes Gesicht ... Experimentieren Sie mit verschiedenen extremen Körperhaltungen und beobachten Sie, wie Sie sich dabei fühlen. Wenn Sie eine falsche Haltung entdeckt und isoliert haben, verstärken Sie sie noch, horchen Sie in sich hinein, was dabei geschieht.

Alexander entwickelte folgende Leitlinien, um sich an die richtige Haltung zu erinnern und eine falsche Haltung zu korrigieren *(Abb. 13)*:

▷ Gesicht entspannt
▷ Kopf waagerecht freischwebend und geradeaus

▷ Nacken entspannt
▷ Schultern breit machen, Arme hängen lassen
▷ Rücken lang ziehen
▷ Becken ausmitteln
▷ Knie nicht ganz durchgedrückt

Um die Alexander-Haltung zu üben, stellen Sie sich mit dem Rücken zu einer Wand, die Fersen einige Zentimeter von der Wand entfernt, die Füße etwa 25 cm auseinander (siehe *Abb. 14*). Neigen Sie jetzt Ihren Körper zur Wand hin und lassen Sie dabei die Zehen am Boden. Schulterblätter und Gesäß sollten jetzt die Wand gleichzeitig berühren.

Wenn das Becken zu weit nach vorne gezogen ist, werden die Schultern die Wand zuerst berühren. Sie werden feststellen, daß zwischen Rücken und Wand eine große Lücke besteht. Lassen Sie diese Lücke verschwinden, indem Sie beide Knie nach vorne beugen. Gleichzeitig kippen Sie Ihr Becken nach vorne. Die Fersen bleiben dabei auf dem Boden.

Wenn Sie diese Haltung nach kurzer Zeit ermüdet, halten Sie Ihren Körper grundsätzlich schlecht! Berührt die Rückseite des Kopfes die Wand, dann ist er zu weit zurückgezogen.

Sollte die Wölbung Ihrer Füße flacher werden, drehen Sie Ihre Kniescheiben nach außen. Strecken Sie Ihre Knie leicht, ohne sie durchzudrükken, wenn Sie aufrecht stehen. Die Knie sollten im Gehen wie im Stehen nie ganz durchgedrückt sein. Abhängig von Ihrem individuellen Körper-

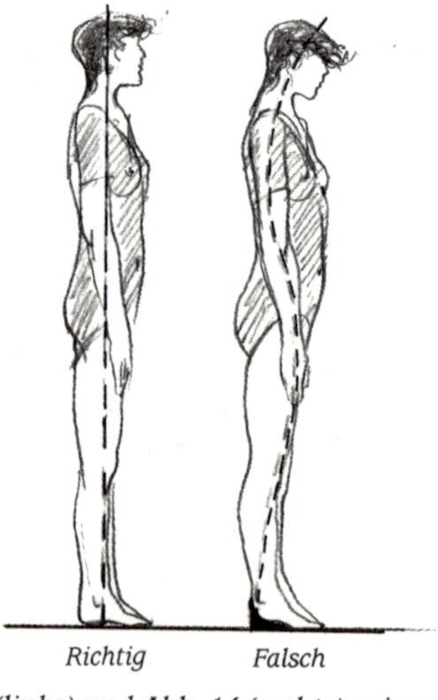

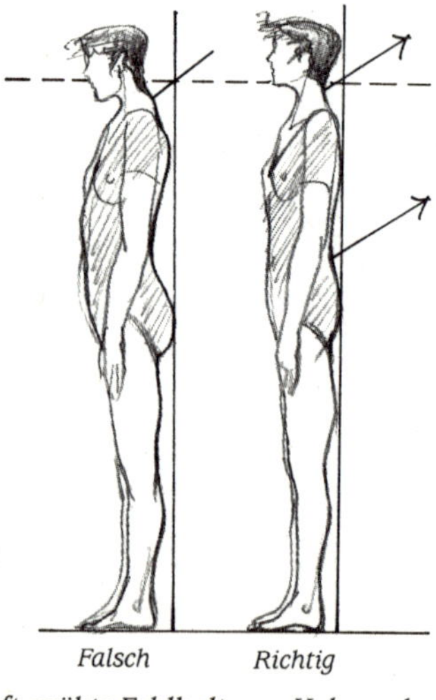

Abb. 13 (links) und Abb. 14 (rechts) zeigen eine oft geübte Fehlhaltung: Hals nach vorn gebeugt, Rücken gekrümmt, Becken gekippt, Bauch vorgewölbt, Knie durchgedrückt.

bau sollte der untere Rücken ein leichtes Hohlkreuz aufweisen (physiologische Lendenlordose).

Nehmen Sie jetzt Ihren Körper von der Wand weg, ohne die Füße zu bewegen. Die Bewegung sollte in diesem Fall vom Kopf, nicht von Brust oder Bauch ausgehen.

Eine kleine Reise durch den Körper

Kopf und Nacken

Der Kopf sollte gerade auf dem obersten Halswirbel sitzen und frei beweglich sein, bei entspanntem Gesicht. Ziehen Sie in Ihrer Vorstellung den Kopf lang. Dabei den Kopf nicht zurücklegen oder vorbeugen, den Nacken nicht anspannen, den Kehlkopf nicht einengen oder strecken.

Zur Entspannung: aufrecht stehen und dabei den Kopf vor, zurück und seitwärts beugen. Kopf langsam mit dem Eigengewicht kreisen lassen (dabei nicht gegen, sondern mit dem Widerstand arbeiten).

Schultern

Breit machen, nicht vor- oder zurückziehen, Arme hängen lassen. Aufrecht stehen und die Schultern fest nach oben, dann nach vorne und nach hinten ziehen, entspannen. Arme hängen lassen, Schultern zuerst nach vorne, dann nach hinten kreisen lassen.

Rücken

Rücken lang ziehen. Stellen Sie sich vor, am unteren Ende der Wirbelsäule befände sich ein Schraubgewinde, das man hochdrehen kann. Schrauben Sie zwei oder drei Windungen hoch, bis der Rücken gerade wird. Kein Hohlkreuz machen.

Becken

Ermitteln Sie im Zusammenspiel mit den Knien, die nicht ganz durchgedrückt sein sollten, die mittlere Beckenstellung. Schieben Sie dazu das Becken ganz nach vorne, dann ganz nach hinten (ohne das Gesäß zusammenzukneifen!). Zur Entspannung: aufrecht stehen, Füße schulterbreit im Abstand zueinander. Dann das Becken abwechselnd in beiden Richtungen kreisen lassen.

Füße

Gesunde Füße haben drei Berührungspunkte mit dem Boden und sind physiologisch in Längs- und Querrichtung gewölbt. Das Fußgelenk sollte über der Fußmitte zentriert sein, sonst senkt sich das Körpergewicht nach innen oder außen und belastet das Gelenk unnötig.

Betrachten Sie einmal den Abdruck des menschlichen Fußes im Sand oder in der Erde. Sie werden feststellen, daß die Ferse am tiefsten einsinkt. Hohe Absätze widersprechen daher einer natürlichen Fußstellung. Sie bringen die gesamte Körperachse aus dem Gleichgewicht. Es kommt zu einer ständigen Fehlhaltung. Die Hauptlast des Körpers liegt auf dem Fußballen, die Wadenmuskulatur wird unterbelastet und »verkümmert« (gegen gelegentliches Tragen ist natürlich nichts einzuwenden.). Am besten tragen Sie absatzlose Schuhe (oder mit minimaler Erhöhung), die den Fußgelenken genug Halt, aber auch ausreichend Spielraum geben.

Knie und Hüften

Beugen Sie Knie und Hüften, wenn Sie sich bücken, aber nicht den Oberkörper. Schwere Gegenstände sollten Sie immer so nahe wie möglich an den Oberkörper heranführen, dadurch verkürzt sich der Hebelarm, der Druck auf die Bandscheiben nimmt ab.

Richtiges Sitzen

Richtiges Sitzen ist nur möglich, wenn Tisch- und Sitzhöhe aufeinander abgestimmt werden können. Jede sitzende Tätigkeit erfordert eine aufrechte Haltung. Eine zu niedrige Arbeitsfläche fördert einen Rundrücken und damit Rückenschmerzen. Ist sie zu hoch, sind verspannte Schultern und Nacken die Folge.

Der Arbeitsstuhl sollte verstellbar sein, um ihn der Körpergröße anzupassen. Die Stuhlhöhe sollte etwa der Länge des Unterschenkels entsprechen, damit die Stuhlkante nicht in den Oberschenkel einschneidet und den Blutfluß unterbindet. Die Fußsohlen sollten ganzflächig den Boden berühren können. Sie können auch einen kleinen Schemel benützen. Oberschenkel und Gesäß sollten großflächig auf der Sitzfläche ruhen können.

Die Rückenlehne muß den Rücken in Höhe der natürlichen Lendenwirbelsäulenkrümmung unterstützen, beginnend etwa zwei Handbreit oberhalb der Sitzfläche. Eine weitere Abstützung ist nicht unbedingt nötig.

Das Material der Sitzfläche sollte aus Naturstoffen bestehen, um luftdurchlässig zu sein und Feuchtigkeit aufnehmen zu können.

Die Höhe der Arbeitsplatte oder des Schreibtisches ist so zu wählen, daß die Beine unterhalb der Platte ausreichend Spiel haben (nach oben zur Platte und im Fußraum). Schultern und Nacken sollten entspannt sein, auch wenn Sie die Unterarme mit der ganzen Fläche auf den Tisch auflegen.

Vergessen Sie nicht, daß sich bei der Arbeit an der Schreibmaschine oder am Computer die Tischfläche erhöht, so daß Muskelverspannungen drohen, auch wenn vorher die Tischhöhe richtig gewählt wurde!

Grundsätzlich ist die Arbeit an den Körper heranzuführen, nicht umgekehrt. Die oft zu beobachtende Sitzhaltung mit dem Gesäß an der Kante, Beine gestreckt, Anlehnen in Höhe der Brustwirbelsäule hat einen äußerst ungünstigen Einfluß auf die Rückenmuskulatur und die Wirbelsäule!

Auch Ruhestühle und -sessel sollten der physiologischen Form der Wirbelsäule angepaßt sein. Ein Sessel sollte die Wirbelsäule so abstützen, daß die Muskulatur nicht gezwungen ist, die Wirbelsäule zu halten. Hier opfert die Möbelindustrie oft medizinische Erkenntnisse der gerade herrschenden Modeströmung.

Grundsätzlich sollten Sie nach längerem Sitzen zwischendurch aufstehen und einige Dehn- und Streckübungen durchführen, oder noch besser, einige Schritte an der frischen Luft machen. Niemand sollte sich über seine Kopfschmerzen wundern, wenn er bei stundenlangem Fernsehen den Kopf nach vorne beugt, bewegungslos und gespannt sitzt, die Beine waagerecht auf einem Hocker.

Besonders häufig sündigen Autohersteller gegen die optimale Autositzform. Viele Taxifahrer wissen das und kaufen sich eine Wirbelsäulenstütze. Also: keine dicht an das Lenkrad gepreßte Kauerhaltung! Dann hilft auch der beste Sitz nichts mehr *(Abb. 15)*.

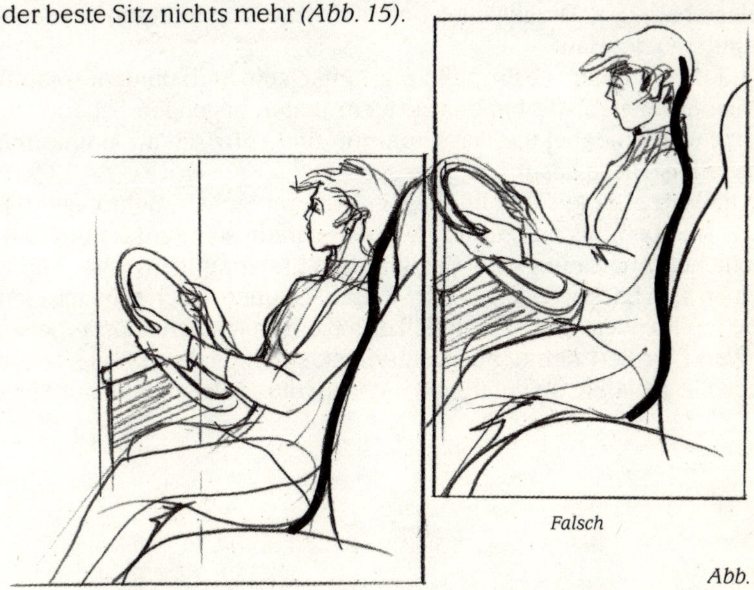

Falsch

Abb. 15

Richtig

Richtiges Liegen

Ein Drittel unseres Lebens verbringen wir im Bett. Dort finden wir Erholung und tanken Kräfte für den neuen Tag.

Ein Bett muß warm, bequem, ausreichend lang sein und dem ruhenden Körper eine wirksame Stütze bieten. Diese Voraussetzungen kann eine alte, durchgelegene Matratze nicht erfüllen. Ein Großteil unserer Muskelschmerzen ist auf eine falsche Lage der Wirbelsäule zurückzuführen. Matratze und Bettzeug sollten aus natürlichen Materialien bestehen, luftdurchlässig und feuchtigkeitsaufnahmefähig sein.

Die Forderung an eine Liegeunterlage sind: weich genug, damit die Körperweichteile zwischen Auflage und Knochen nicht zu stark gedrückt werden; hart genug, damit die natürliche Form der Wirbelsäule in entspannter Haltung abgestützt werden kann und die Haltemuskulatur möglichst wenig beansprucht wird. Dreiteilige Matratzen sind ungünstig, da durch die Matratzenkanten Stufen entstehen, die eine gleichmäßige Lage der Wirbelsäule verhindern. Ein weiterer »neuralgischer« Punkt ist das Kopfkissen. Es gehört nicht in den Nacken, da sonst der Kopf nach hinten herabhängt, sondern unter den Kopf.

Beim Bettaufbau sollten Sie Lamellenfedern oder Lattenroste als Unterbau verwenden. Die Matratze als Sekundärstütze darf Blutzirkulation und Nervensystem nicht stören. Eine zu harte Unterlage verhindert die Muskelentspannung, Druckstellen behindern die Blutzirkulation in den feinen Kapillaren der Haut.

Häufig hört man die Empfehlung, einfach ein Brett unter die Matratze zu schieben. Genau wie bei der auf dem Boden liegenden Schaumstoffmatratze werden dabei die Wasserdampf- und Luftzirkulation unterbunden, deshalb ist diese Lösung ungünstig.

Die Wirbelsäule sollte im Liegen – wie im Stehen, Gehen und Sitzen – vom Steißbein bis zu den Kopfwirbeln gerade sein (ausgenommen nach ärztlicher Anordnung bei bestimmten Erkrankungen). Als Kopfkissen eignen sich flache, festelastische Kissen. Daunenkissen drücken sich über Nacht platt oder verschieben sich durch eine nächtliche Körperbewegung.

Wenn Ihr Bett richtig ausgestattet ist, spielt es keine Rolle, in welcher Lage Sie schlafen, ob auf dem Bauch, auf dem Rücken oder auf der Seite.

ERNÄHRUNGS-FAHRPLAN

»Gott hat jedem bei der Geburt ein bestimmtes Maß
an Speise und Trank zugeteilt.
Wer nur wenig und zur rechten Zeit ißt, zehrt lange daran.
Wer aber viel verbraucht, kommt früh zu Ende damit.«

(Arabisches Sprichwort)

Diät – kein Muß für Kopfschmerzkranke

Noch vor dem Schlaf ist die Ernährung der wichtigste Energielieferant für einen lebendigen Organismus.

Falsche Ernährung – Mangel-, Über- oder Fehlernährung – können viele Krankheiten verursachen oder verschlimmern und haben darüber hinaus einen direkten Einfluß darauf, »wie es uns geht«, auf unser Wohlbefinden also.

Es gibt sogar Vermutungen, wonach eine bestimmte Migräneform allein durch unsere Ernährung verursacht wird (nicht zu verwechseln mit der sogenannten Allergie-Migräne, bei der der Körper auf bestimmte Inhaltsstoffe von Nahrungsmitteln mit Symptomen reagiert). Diese Theorie, die immer wieder einmal in der medizinischen Fachpresse auftaucht, konnte bislang allerdings durch die Forschung nicht belegt werden. Auch spezielle Diätempfehlungen für chronisch Kopfschmerzkranke haben bisher kaum erwähnenswerte Ergebnisse gezeigt.

Dennoch ist es für Kopfschmerzkranke sinnvoll und notwendig, sich gesund zu ernähren – auch wenn eine spezielle »Diät« nicht eingehalten werden muß! Jede Art von Nahrung, sei sie körperlicher Natur (Aufnahme von Lebensmitteln und Getränken) oder geistiger (Eindrücke und Erfahrungen), beeinflußt nachhaltig das Stoffwechselgeschehen im Körper. Wie gut wiederum unser Stoffwechsel funktioniert, davon ist der Gesundheitszustand unseres Körpers in höchstem Maße abhängig.

Viele Kopfschmerzkranke klagen zudem über Stuhlverstopfung, so daß anzunehmen ist, daß sich ihr allgemeiner Spannungszustand auch auf die Verdauungs- und Ausscheidungsfunktionen erstreckt (abgesehen davon, daß Verstopfung aufgrund falscher Ernährung als direkter Kopfschmerzauslöser in Frage kommt!). Dieser Verstopfung rückt eine gesunde Ernährung mit der entsprechenden Vollwert- und Rohkost »zu Leibe«. Sie macht

Abführmittel langfristig völlig überflüssig und zählt zu den besten vorbeugenden Maßnahmen gegen jede Art von Krankheit.

Man braucht dazu auf keinen Genuß verzichten, der sich langfristig als bekömmlich erwiesen hat. Man muß nur den Kalorien-Terror der Mastküche und Vielesserei brechen lernen.

Zu berücksichtigen ist hierbei die »toxische Gesamtsituation«. Zu keiner Zeit in der Geschichte waren wir einer solchen Vielfalt von außen kommender Giftwirkungen ausgesetzt, sei es als Bestandteil unserer denaturierten Nahrung – Konservierungsmittel, Farb- und »Geschmacksstoffe« etc. – oder als Schädlingsbekämpfungsmittel, Abfallprodukte der Industrie und ähnlichem. Blei-, Arsen-, Cadmium- und Quecksilberverbindungen tummeln sich inzwischen in unserem Körper, wirken auch als Kopfschmerzauslöser. Ein Grund mehr, auf unseren Stoffwechsel besondere Rücksicht zu nehmen und alles zu tun, daß er möglichst reibungslos funktioniert.

Stichwort Stoffwechsel

Was verbirgt sich eigentlich hinter diesem oft gehörten und gelesenen Begriff? Zunächst einmal versteht man darunter die Gesamtheit der chemischen Umwandlungsprozesse im Körper, wodurch

▷ Energie gewonnen wird;
▷ körpereigene Stoffe und Baumaterialien ersetzt, Wachstum und Zellerneuerung gefördert werden.

Während unseres ganzen Lebens befindet sich unsere Körperchemie in einem rhythmisch-dynamischen Gleichgewicht: Überalterte Zellen und Stoffe werden abgebaut, neue aufgebaut. Man nennt dies auch das »Fließgleichgewicht der aufbauenden und abbauenden Prozesse«. Mit zunehmendem Alter verschiebt sich dieses Gleichgewicht in Richtung »Abbau«. Lebende Zellen, Organe und Organismen befinden sich in einem ständigen Stoff- und Energieaustausch mit ihrer Umgebung. Hinter dem Stoffwechselprozeß steht ein ständiges Streben nach Gleichgewicht, das jedoch nie erreicht wird. Dieses stete Pendeln um einen gedachten Mittelpunkt, diese Bewegung macht unser Leben aus, sie ist lebensnotwendig. Gerät irgendeine Funktion unseres Körpers außer Gleichgewicht oder sind die Pendelausschläge um diesen Mittelpunkt zu extrem, ist Krankheit die kurz- oder langfristige Folge. Dieser Grundsatz gilt für Körper und Geist.

Zwischen unserer Nahrung und unseren Ernährungsgewohnheiten, unserer körperlichen und geistigen Leistungsfähigkeit und unserem Lebensstil bestehen vielfältige, wechselwirksame Beziehungen:

▷ Streß kann zu vegetativen und Verdauungs-Störungen führen,
▷ diese Störungen mindern unsere Leistungsfähigkeit und unser Wohlbefinden,
▷ geminderte Leistungsfähigkeit aber erhöht den Streß.

Unsere Verdauung kann ihre Aufgabe nur dann voll und ganz erfüllen, wenn wir unserem Körper die notwendigen und geeigneten Substanzen zuführen. Zahlreiche Nährstoffe sind »essentiell«, was nichts anderes bedeutet als »lebensnotwendig«: Vitamine, Mineralstoffe, Aminosäuren, Fettsäuren. Selbst wenn diese Stoffe in unserer Nahrung enthalten sind, entscheidet der jeweilige Anteil darüber, ob die Nahrung »vollwertig« oder einseitig ist. Man schätzt, daß etwa 90 Prozent aller Ursachen für die »Zivilisationskrankheit« Verstopfung auf einseitige und falsche Ernährung zurückzuführen sind. Aber auch von zahlreichen weiteren Krankheiten – von Gicht über die Arteriosklerose bis hin zum Dickdarmkrebs – weiß man inzwischen, daß Ernährungsgewohnheiten einen wesentlichen, wenn nicht ausschlaggebenden Faktor bei deren Entstehung bilden. Natürlich gibt es Menschen, die trotz falscher Ernährung ein biblisches Alter erreichen und dabei ein glückliches und erfülltes Leben führen. Doch das ist gewiß nicht die Regel.

Zwischen Ideologie und Gewohnheit: unsere Eßkultur

Ganze Bibliotheken lassen sich inzwischen mit dem füllen, was namhafte und weniger namhafte Autoren zum Thema gesunde Ernährung geschrieben haben. Um sich im Irrgarten der verschiedenen Ernährungssysteme und -ideologien, Diäten und Kuren zurechtzufinden und ein gültiges Urteil zu fällen, müßte man seine Ernährung schon zu einem ernstzunehmenden, zeitverschlingenden Hobby, ja fast zu einem Fetisch machen. Das ist nicht der Sinn der Sache. Darüber hinaus suggerieren uns einige Ernährungspäpste, daß die »richtige« Ernährung einem das Leben und die Gesundheit in den Schoß fallen lassen. Jede Lebenserfahrung spricht dagegen. Gesunde Ernährung ist zwar eine bedeutende Voraussetzung für unser körperliches Wohlbefinden, aber keine alleinseligmachende. Anders gesagt: Gesunde Ernährung allein macht aus einem Wolf kein Schaf. Was nicht heißen soll, daß man nicht alles tun sollte, um ihr zumindest nahe zu kommen.

Schon vor 3500 Jahren hat ein weiser Mensch auf einer Papyrusrolle den Spruch verewigt: »Die meisten Menschen essen zuviel. Von einem Viertel dessen, was sie verzehren, leben sie selbst, von den restlichen drei Viertel die Ärzte.« Ärzte aller Zeiten haben diese Ansicht vertreten. Was macht es so schwer, uns anders, gesünder zu ernähren?

Zuallererst der zähe, klebrige Faktor Gewohnheit. Eßgewohnheiten werden weitgehend vom Elternhaus und der Familie mitbestimmt. Viele Eltern sind geradezu darauf versessen, »gute Esser« aus ihren Kindern zu machen. »Aufessen« wird zum Signal für Gehorsam und »gutes Benehmen«. Aufgrund der Sinnentleertheit unseres Alltags hat sich zudem eine »Eßkultur« entwickelt, die beinahe zu einer Kunstform erhoben worden ist. Fast schon bekommt man ein schlechtes Gewissen, wenn man Äpfel aus Nachbars Garten als Nachtisch anbietet statt der obligaten Mangofrüchte aus Mexiko.

Zum anderen ist die Ernährungsweise eng verknüpft mit unseren Lebensumständen, mit beruflichen »Sachzwängen«, Streß, Hetze und Termindruck. Fast immer sind wir von diesen Abläufen so sehr abhängig, daß die Nahrungsaufnahme nur noch eine unbedeutende Nebenrolle im Tageslauf einnimmt: Gehetzt schlingen wir die Mahlzeiten in uns hinein, weil wir glauben, etwas zu versäumen. Mißerfolge und Unzufriedenheit bringen uns dazu, die doppelte und dreifache Menge in uns hineinzustopfen ... Essen wird zur Droge.

Es gibt die Redensart: »Der Mensch ist, was er ißt ...« – »... und wie er ißt«, möchte man hinzufügen. Es liegt an uns allein, liebgewordene Eß- und Trinkgewohnheiten mit dem reichlich vorhandenen Angebot für eine ausgewogene und abwechslungsreiche Kost und den Erfordernissen einer gesunden Verdauung in Einklang zu bringen.

Bausteine einer gesunden Ernährung

Oft bekommen wir von Ärzten und Ernährungswissenschaftlern zu hören, daß wir zu viel, zu fett, zu süß und zu einseitig essen. Das stimmt. Dabei wäre es so einfach, sich auf eine ausgewogene Mischkost, die alle lebensnotwendigen Substanzen enthält, umzustellen, ohne auf die gelegentliche, geliebte Schweinshaxe oder die Tafel Schokolade verzichten zu müssen. Wenn Sie die folgenden Seiten aufmerksam lesen, werden Sie merken, daß eine ausgewogene Ernährung nicht viel Zeit in Anspruch nimmt. Voraussetzung dafür sind ein paar Gramm Selbstdisziplin, ein Pfund Selbstliebe und eine Prise Phantasie. Das nötige Kilo Information stellen wir Ihnen zur Verfügung.

Sicherlich bilden raffinierte, industriell verarbeitete Grundstoffe unserer Kost – weißes Mehl, Zucker, konservierte Speisen und Getränke – keine gute Basis für eine harmonisch aufeinander abgestimmte Ernährung. Genausowenig aber kann man eine Kost »ausgewogen« nennen, die nur noch aus frischem und gekochtem Gemüse und Obst besteht. Vielleicht sagt es dem einen aus geschmacklichen oder ideologischen Gründen zu, sich nur vegetarisch oder »makrobiotisch« zu ernähren. Physiologische oder gesundheitliche Gründe gibt es dafür nicht.

Grundsätzlich gilt: Nur wenige Menschen vertragen ständige Extreme in der Ernährung. Gelegentliche »Exzesse« erhalten im Gegenteil die Leistungsfähigkeit unserer Verdauungsorgane. Wir stellen uns bewußt gegen die derzeit oft propagierte und vielgelobte »Schonkost«. Sie mag bei Magen-Darm-Kranken angezeigt sein, aber nicht beim gesunden Menschen. Mit demselben Recht könnte man für das Rolltreppenfahren werben, weil es die Gefahr eines »Muskelkaters« verringert. Ständige Unterforderung ist in allen Bereichen des menschlichen Lebens genauso schädlich wie ständige Überforderung.

Daß wir Ihnen empfehlen, bei der Wahl Ihrer Lebensmittel nur solche aus biologischem Anbau vorzuziehen (vor allem Frisch- und Rohkost, Gemüse, Obst und Getreide), versteht sich von selbst. Die paar Mark mehr, die solche Produkte (noch) kosten, sind gut angelegt. Auch hier lassen sich mit genauen Analysen noch Spuren schädlicher Stoffe (Pestizide, Blei, Quecksilber, Cadmium u. ä.) nachweisen, die ja inzwischen überall im Boden vorhanden sind, aber eben nur noch in Spuren.

Der zunehmenden Umweltverschmutzung, die in hohem Maße die Qualität unserer Lebensmittel beeinträchtigt, können die wenigsten unter uns ganz entgehen, aber es ist bei informierter Auswahl recht leicht, Risiken um ein Vielfaches zu verringern.

Vielen Menschen bereitet es keine größeren gesundheitlichen Probleme, sich über längere Zeit »unphysiologisch« zu ernähren, nicht jeder verträgt zudem große Mengen an Rohkost und Vollwertkost. Denken Sie an das Sprichwort: »Was ein Schmied verträgt, ist noch lange nicht für den Schneider gut.« Wer hart arbeitet, kann auch lange Zeit »leere Kohlehydrate« (Zucker, Schokolade), viel Fleisch und chemisch belastete Nahrung verarbeiten.

Nun zu den »Bausteinen« unserer Nahrung. Man unterscheidet sechs Nährstoffe und Stoffgruppen: Kohlehydrate, Eiweiß, Fette, Vitamine, Mineralstoffe und Wasser. Als Richtschnur sollten die Energielieferanten Kohlehydrate, Eiweiß und Fette in unserer Nahrung in folgendem Prozentverhältnis stehen:

▷ zehn bis 15 Prozent Eiweiß (Protein)
▷ 50 bis 60 Prozent Kohlehydrate
▷ 30 bis 35 Prozent Gesamtfett

Kohlehydrate

Kohlehydrate sind der Hauptbrennstoff für unsere Körpermaschinerie. Sie sind hauptsächlich in pflanzlichen Produkten enthalten – in Getreide, Mehl, Brot, Nudeln, Reis, in Gemüsen und Obst, in Zucker, Honig und Marmelade.

Wir versorgen uns heute mit Kohlehydraten meist in Form von weißem Mehl und weißem Zucker, beziehungsweise deren Produkten. Man bezeichnet diese Grundstoffe zu Recht als »leere Kohlehydrate«, weil sie fast keine Begleitfasern mehr enthalten. Bei der Weißmehlproduktion werden etwa 80 Prozent der Zellulosefasern (Hüllen- und Strukturelemente der Pflanze) vom Korn entfernt. Das ist völlig unlogisch, aber marktwirtschaftlich geschickt: Der »Säuberungsprozeß« kostet Geld, verteuert die Ware, und zwingt uns, die nun wertgeminderten Mehlprodukte künstlich mit Ballaststoffen – eben jenen Stoffen, die vom Korn entfernt wurden – anzureichern. Acht Scheiben Weißbrot enthalten dieselbe Fasermenge wie eine Scheibe Vollkornbrot.

»Leere Kohlehydrate« liefern zwar Energie, aber ein Sättigungsgefühl stellt sich erst viel später ein, da keine Quellstoffe enthalten sind. Denken Sie daran, wie lange es dauert, bis nach einer Tafel Schokolade ein Sättigungsgefühl eintritt, dann allerdings schlagartig und häufig unangenehm: Sie fühlen sich »voll« und »verstopft«.

Schlimm ist auch, daß mit der Kornhülle ein Großteil der Vitamine und Mineralstoffe entfernt wird, beispielsweise fast der gesamte Vitamin-B-Komplex, den wir in der heutigen Zeit mehr denn je benötigen, da er unser strapaziertes Nervenkostüm sanieren hilft. »Müde durch zuviel Weißbrot« hört man oft, und diese Müdigkeit und Konzentrationsschwäche wird dann wieder mit teuren Vitaminpräparaten bekämpft.

Weniger Füllung bewirkt auch eine geringere Magensaftproduktion, eine schlechtere Magenperistaltik, damit längere Verweildauer der Nahrung im Magen und im Endeffekt eine höhere Säurekonzentration. Die Verdauung »schläft ein«, die Darmpassagezeit verlängert sich. Eine Folge: Wir essen mehr, nehmen mehr Kalorien zu uns, da sich das Sättigungsgefühl viel später einstellt. Kein Wunder, daß so viele Menschen übergewichtig sind. Ursache dafür ist meist nicht die fehlende Eßdisziplin, sondern auch einfache physiologische Tatsachen, die weniger mit der Menge als mit der Zusammensetzung unserer Nahrung zu tun haben. Dick machen weniger Getreide, Gemüse und Obst an sich, sondern eben jene »leeren« Kohlehydrate.

Ein Fall für sich ist dabei der Zucker, unser größter Energielieferant bei geringster Sättigung. »Zucker zaubert«, sagt die Industrie. Sie hat dabei das Wörtchen »... Verfettung« vergessen. Jeder von uns nascht pro Jahr 45

Kilogramm des »weißen Giftes«, nicht nur in Form von Süßigkeiten, sondern auch als »versteckter« Zucker in Fertigsuppen, Dosenerbsen und anderen Konserven. Der Preis für solche Abhängigkeit von Süßem ist hoch: Sie müssen in späteren Jahren mit einer angeschlagenen Gesundheit oder gar mit einem verkürzten Leben bezahlen.

In jeder Form führt zu üppige Kohlehydratzufuhr zu verstärkten Gärungsprozessen im Darm, was sich schädlich auf das Darmmilieu und die physiologische Bakterienflora auswirkt.

Tips zum Umgang mit Kohlehydraten:

▷ Machen Sie das Stichwort »Vollkorn« zum Kriterium Ihrer Einkaufsentscheidungen. Der Markt hat inzwischen auf das gestiegene »Ernährungsbewußtsein« reagiert und bietet mittlerweile sogar Pizzas und Kuchen aus Vollkornmehl an!

▷ Reduzieren Sie oder ersetzen Sie Zucker, wo Sie nur können!

Eiweiß

Proteine braucht unser Körper als Energie-, aber auch als Baustofflieferant. Der Wissenschaft sind inzwischen 22 Aminosäuren, die Eiweißbausteine, bekannt. Acht von ihnen kann der Körper nicht selbst herstellen, sie müssen mit der Nahrung zugeführt werden. Das tägliche »Eiweißminimum« beträgt etwa ein Gramm pro Kilogramm Körpergewicht. Das ist diejenige Menge, die wir jeden Tag zu uns nehmen müssen – am günstigsten tierische und pflanzliche Eiweiße gemischt –, damit unser Körper ausreichend lebensnotwendige Aminosäuren erhält.

Man spricht von vollständigen und unvollständigen Proteinen, je nach ihrem Gehalt an essentiellen Aminosäuren (jene oben erwähnten acht Säuren: Isoleucin, Tryptophan, Leucin, Lysin, Methionin, Phenylalanin, Threonin und Valin).

Die »biologische Wertigkeit« eines Proteins (das Verhältnis zwischen Gramm vom Körper hergestelltem Protein zu 100 Gramm Nahrungsprotein) ist bestimmt durch:

▷ den Gehalt an essentiellen Aminosäuren in den Nahrungsmitteln,

▷ das prozentuale Mengenverhältnis der essentiellen Aminosäuren zueinander und zu den nicht essentiellen.

Die Menge der essentiellen Aminosäuren, die im Minimum im Nahrungsmittel vorhanden ist, begrenzt also die biologische Wertigkeit. Als Orientierung dient dabei das Hühnerprotein und die Muttermilch, an der alle anderen Nahrungsmittel gemessen werden.

An der folgenden kleinen Tabelle können Sie einige dieser Wertigkeiten ablesen und selbst Ihren Speiseplan danach untersuchen.

Lebensmittel		*Biologische Wertigkeit*
Vollei und Kartoffel	(35%/65%)	137
Vollei und Milch	(71%/29%)	122
Vollei und Weizen	(68%/32%)	118
Bohnen und Mais	(52%/48%)	101
Vollei		100
Kartoffel		90–100
Kuhmilch		84–88
Rindfleisch		83–92
Edamer Käse		85
Schweizer Käse		84
Soja		84
Reis		83
Roggenmehl		86–83
Grünalgen		81
Mais		72–76
Bohnen		73
Weizenmehl		59

Quelle: Kasper, H.: Ernährungsmedizin und Diätetik, München 1985.

Vollständige Proteine sind in Fleisch, Geflügel, Fisch, Eiern, Milch und Käse enthalten, unvollständige in Getreide, Nüssen, Keimen, Bohnen und Erbsen. Eine angemessene und ausreichende Eiweißzufuhr kann ausschließlich aus pflanzlichem Eiweiß (Getreide, Soja, Kartoffeln etc.), Milch und Hühnerei bestehen (laktovegetabile Kost). Empfehlenswert ist die gemischte Kost aus pflanzlichen *und* tierischen Proteinen.

Für eine rein pflanzliche Proteinzufuhr gibt es keine überzeugenden ernährungsphysiologischen Gründe. Vieles spricht jedoch für eine Reduzierung von tierischem Eiweiß in unserem täglichen Speisefahrplan. Sie sollen sich Ihr Steak schon schmecken lassen, aber als Bewohner industrialisierter Länder nehmen wir fast immer zuviel tierisches Protein zu uns. Um ein Kilo tierisches Protein zu erzeugen, sind zehn Kilo pflanzliches Futterprotein nötig! Angesichts der Ernährungsprobleme heute und verstärkt in der Zukunft sind unsere Ernährungsgewohnheiten (ein Übermaß an Fleisch, Wurst, Käse und Milchprodukten) schlicht Raubbau an der Natur, sowohl was den Hunger in der Welt als auch unseren Gesundheitszustand betrifft: Die Folgen sind Anstieg zahlreicher »Zivilisationskrankheiten«, erhöhte Cholesterin- und Blutfettwerte, frühzeitige Gefäßverengung, Rheuma und Gicht, Zunahme der Verdauungsstörungen.

Eine übermäßige Eiweißzufuhr führt zu Fäulnisprozessen im Darm und damit zu Blähungen als erstem Symptom. In den meisten Fällen ist eine Fleischmahlzeit pro Tag – womöglich noch mit Wurst, Käse und Milchprodukten angereichert – zuviel! Ein 75 Kilogramm schwerer Mann sollte täglich etwa 65 Gramm Eiweiß, eine 60 Kilogramm schwere Frau 50 Gramm Eiweiß zu sich nehmen (Schwangere zusätzlich 30 Gramm, Stillende 20 Gramm, Kinder unter 18 Jahren 15 bis 35 Gramm). Beziehen Sie Ihre Proteine ausschließlich aus pflanzlichen Quellen, wird Ihr Bedarf geringfügig höher sein.

Ein Wort zu einem beliebten Proteinlieferanten, dem Schwein: in Maßen genossen, ist nicht viel gegen Schweinefleisch zu sagen. Denken Sie aber daran, daß es

▷ besonders fetthaltig ist, auch die »mageren« Stücke;
▷ sehr viel Cholesterin enthält;
▷ sehr schwefelreich ist, was bei Aufnahme größerer Mengen zu einer Aufquellung des Bindegewebes führt;
▷ die Entstehung von Akne und anderen Hautkrankheiten fördert;
▷ stark medikamentös (Hormone, Antibiotika, Antistreßmittel) behandelt wird (ebenfalls Kalbfleisch), damit die Tiere schneller schlachtreif werden und dabei »gesund« bleiben.

Je weniger hochgezüchtet das Fleisch ist, desto besser. Am ehesten sind deshalb Rind- oder Hammelfleisch zu empfehlen. Andererseits gibt es inzwischen »Biometzger«, die qualitativ hochwertiges, »unbehandeltes« Fleisch aller Sorten anbieten. Der Weg zu ihnen lohnt sich.

Fette

Fette sind unsere größte Energiequelle. Bei gleichem Gewicht fällt im »Verbrennungsprozeß« doppelt so viel Energie ab wie bei Kohlehydraten. Pro Person geht man von einer notwendigen täglichen Zufuhr von 80 Gramm Fett aus. Sichtbares Fett findet sich in Fleisch, Butter, Margarine, Schmalz, Öl und Speck. »Versteckte Fette« verbergen sich in fettem Fisch, Käse, Eiern, Milch, Nüssen und ebenfalls Fleisch. Sämtliche Fette bestehen aus Fettsäuren, diese wiederum aus Kohlenstoff- und Wasserstoffmolekülen.

»Mehrfach ungesättigte Fettsäuren« trifft man an, wenn die Kohlenstoffatome mehrere Bindungsplätze für Wasserstoffatome »frei« haben. Sie sind lebensnotwendig und müssen mit der Nahrung zugeführt werden (Linol- und Linolensäure). Zahlreiche Untersuchungen haben ergeben, daß sie die Fähigkeit haben, überhöhte Cholesterinwerte im Blut zu senken. Sie sind besonders für den Aufbau der Zellmembranen wichtig.

Cholesterin gehört ebenfalls zu den Fetten und kommt nur in tierischen Nahrungsmitteln vor. Bei der Entstehung der Arteriosklerose spielt Cholesterin nachweislich eine große Rolle. Die Zufuhr sollte deshalb auf 0,3 bis 0,5 Gramm pro Tag eingeschränkt werden (der Durchschnitt liegt bei uns bei 0,5 bis 0,8 Gramm). Zur Cholesterinreduktion: weniger tierische Nahrungsmittel! Weniger Fleisch, mehr Fisch! Die Hauptquelle für Fette in Ihrem Speiseplan sollten mehrfach ungesättigte, pflanzliche Öle und etwas Butter als Streichfett bilden: naturbelassenes, kaltgepreßtes Öl von Distel, Sonnenblumen, Weizenkeimen, Soja und Sesam. Diese Pflanzen enthalten den höchsten Anteil an essentiellen Fettsäuren und an essentiellen, fettlöslichen Vitaminen – A, D und E.

Zum Vergleich: Butter enthält 40 bis 50 Prozent ungesättigte Fettsäuren, Distelöl etwa 75 Prozent. Margarine übrigens enthält die gleiche Menge Fett (gehärtet) wie Butter, ist aber meist stark »chemisch aufbereitet«.

Fehlt bei Ölen das Adjektiv »kaltgepreßt«, sollten Sie die Finger davon lassen: Sie enthalten in Spuren das Mittel, mit dem sie den Pflanzen entzogen wurden, sie sind gebleicht, entlecithinisiert, entsäuert, »winterisiert« (zur Kältebeständigkeit) und so weiter. »Besonders wertvoll« ist ein Prädikat, das hier nicht mehr verliehen werden kann.

Auch Fisch enthält mehrfach ungesättigte Fettsäuren. Es ist bekannt, daß Grönlandeskimos und japanische Fischer, die sich überwiegend von Fisch ernähren, kaum anfällig für Herzinfarkte sind.

Starkes Erhitzen macht Öle so gut wie wertlos. Sie zersetzen sich, und es entstehen schädliche Abbauprodukte (Acroleine etc.). Ein ähnlicher Prozeß spielt sich beim »Ranzigwerden« ab. Bratfett darf keinesfalls rauchen und sollte nur einmal verwendet werden.

An mehrfach ungesättigten Fettsäuren reiche Öle sind leider weniger gut haltbar. Am besten lagert man sie dunkel und kühl in verschlossenen Glasbehältern. Bei richtiger Lagerung halten Oliven-, Weizenkeim- und Sesamöl allerdings bis zu einigen Jahren.

Vitamine und Mineralstoffe

Wenn wir unseren Körper mit einem Verbrennungsmotor vergleichen, bleibt für die Beschreibung der Funktion von Vitaminen nur eine Möglichkeit: Sie sind die Zündkerzen. Ohne sie läuft kein Motor.

Vitamine sind lebenswichtige organische Verbindungen. Zahlreiche Körper- und Stoffwechselfunktionen werden durch sie erst möglich. Zu den vielen negativen Auswirkungen einer technologischen Behandlung unserer Nahrungsmittel zählt, daß sie einen viel geringeren Gehalt an Vitaminen aufweisen. Dazu kommt die ständig steigende Belastung durch Umwelteinflüsse mit einem entsprechend höheren Vitaminbedarf.

Die Frage ist, ob wir inzwischen gezwungen sind, das Vitamindefizit durch entsprechende Präparate, in der Apotheke erworben, zu decken? Die Antwort ist ein klares Nein. Eine klug zusammengestellte Vollwertkost (siehe S. 109) macht eine künstliche Zufuhr von Vitaminen überflüssig. Viele von uns können jedoch ihre Ernährung nicht ohne weiteres umstellen. Etwa elf Millionen Menschen in der Bundesrepublik können oder wollen nicht selbst kochen, nehmen an der Verpflegung aus Großküchen und Kantinen teil. Auch für Kranke und Schwangere ist es durchaus angezeigt, den erhöhten Vitaminbedarf künstlich zu decken.

Folgende Tabelle mag Ihnen als Hilfe für die Selbstberechnung Ihres Vitaminbedarfs dienen, wenn Sie nicht auf Vollwertkost umstellen können. Sie finden dort nur Vitamine aufgeführt, deren zusätzliche Aufnahme bei Gesunden angezeigt ist. Biotin, Vitamin K und andere Vitamine sind in ausreichenden Mengen in allen Nahrungsmitteln vorhanden. Ein Zuviel dieser Vitamine würde keinerlei Vorteile bringen.

	*Empfehlung der DGE**		*Zulässige Höchstdosis*	
Vitamin A	0,9 mg	≙ 3000 I.E.	6,6 mg	≙ 20000 I.E.
Vitamin D	2,5 μg	≙ 100 I.E.	10 μg	≙ 400 I.E.
Vitamin E	12 mg	≙ 12 I.E.	200 mg	≙ 200 I.E.
Vitamin B_1	2,3 mg		10 mg	
Vitamin B_2	2,0 mg		10 mg	
Niacin	15 mg		50 mg	
Vitamin B_6	1,8 mg		10 mg	
Folsäure	0,4 mg		2 mg	
Vitamin B_{12}	5 μg		20 μg	
Vitamin C	75 mg		500 g	

* DGE = Deutsche Gesellschaft für Ernährung

Für lebensnotwendige Mineralstoffe gilt ebenfalls: einseitige und entwertete, technisch aufbereitete Nahrung führt zu einem latenten Mangel. Auch Mineralstoffe werden in zahlreichen organischen Verbindungen in unserem Körper benötigt, besonders Kalium, Natrium und Chlorid: Diese Elemente halten das physiologische, wäßrigsalzige Körpermilieu aufrecht.

Unser Körper besteht zu etwa vier Prozent aus Mineralstoffen. Man unterscheidet gewöhnlich *Mengenelemente*, zu denen auch die *Salze* gehören. Sie kommen im Körper in Mengen über fünf Gramm vor: Natriumchlorid, Kalium, Kalzium, Magnesium, Phosphat.

Mineralstoffe, die in geringer Menge vorkommen, heißen *Spurenelemente:* Eisen, Kupfer, Zink, Jod, Mangan, Selen, Kobalt, Molybdän, Chrom etc. Neben diesen lebenswichtigen Mineralien kommen im Körper auch noch andere vor, die höchstwahrscheinlich entbehrlich sind: Aluminium, Barium etc. Nachweislich giftig sind Schwermetalle wie Blei, Quecksilber und Cadmium wie auch einige radioaktive Elemente, die sich aufgrund der zunehmenden Industrialisierung und Umweltverschmutzung in unseren Körpern tummeln.

In zu hoher Konzentration können Mineralstoffe und Vitamine schädliche Nebenwirkungen haben. Allein durch unsere Ernährung ist eine Überdosierung allerdings kaum möglich. Das Problem der Hypervitaminosen tauchte erst in den letzten Jahren mit der Zunahme künstlicher Vitaminierung von Lebensmitteln und der Einnahme entsprechender Präparate auf.

Wer sich ungesund ernährt, betrachtet oft Vitaminpillen als Möglichkeit, seine Nahrung aufzuwerten. Vitamine und Mineralstoffe arbeiten jedoch mit anderen Stoffen im Körper und in der Nahrung zusammen. Vitamintabletten können diese nicht ersetzen und können daher eine unausgewogene Nahrung nicht in gesunde Kost verwandeln. Normalerweise nehmen wir ja nie reine Vitamine auf. Natürliche und chemisch hergestellte Vitamine sind in der Zusammensetzung zwar weitgehend identisch, unterscheiden sich aber subtil in der Wirkungsweise, feine Unterschiede, die aber für eine gesunde Verdauung von ausschlaggebender Bedeutung sind. Also: Vollwertkost ist die Parole! Dann können Sie sich den ganzen Vitaminpillen-Schnickschnack sparen.

Wasser

Wasser ist unser wichtigster »Nährstoff«. Wochenlang können wir ohne feste Nahrung auskommen, ohne Wasser nur drei Tage. Ein Witzbold hat einmal den Menschen als »Fortbewegungsmittel für Wasser über Land« bezeichnet. Wir bestehen zum allergrößten Teil aus diesem Element, es dient als Transport- und Lösungsmittel der Nährstoffe im Blut. Alle Stoffwechselprozesse laufen im »wässrigen Milieu« ab, daher auch die »umständliche« Fettverarbeitung im Körper.

Täglich sollten wir zwei bis drei Liter Flüssigkeit (kein Alkohol!) zu uns nehmen, davon ein bis zwei Liter als Getränk (bei Erkältungen und rheumatischen Krankheiten mehr), den Rest mit der Nahrung (Gemüse, Obst etc.). Wasser sorgt dafür, daß sich der Darminhalt nicht zu sehr verfestigt und wirkt vorbeugend gegen Verstopfung.

Denken Sie daran, daß die meisten Getränke hohe Dosen »leerer« Kalorien enthalten: z. B. 100 ml Cola = 40 Kalorien, 100 ml Orangensaft = 35 Kalorien. Empfehlenswert sind Mineralwässer mit niedrigem Salzgehalt, teilweise auch Leitungswasser (je nach Qualität), ungesüßte Frucht-

und Kräutertees. Trinken Sie niemals regelmäßig Abführtees! Deren Indikation sollte dem Arzt vorbehalten bleiben.

Einige Tips zur gesunden Ernährung:

▷ Essen Sie lieber zuwenig als zuviel. Essen Sie nicht spät am Abend, vor allem keine »schwere« Kost. Weder würden Sie gut verdauen noch gut schlafen.

▷ Wer wie ein Schwerarbeiter schuftet, darf auch wie ein Schwerarbeiter essen. Regel: *Je weniger Bewegung, desto leichter die Kost.* Nach dem Essen sollten Sie sich eigentlich wohl fühlen. Wenn Sie müde werden, haben Sie zuviel gegessen.

▷ Ersetzen Sie Salz so weit wie möglich durch verdauungsanregende Gewürze. Das schmeckt besser, und zudem sind viele Gewürze gleichzeitig Heilmittel: Zwiebel, Salbei, Knoblauch, Majoran, Petersilie, Rosmarin, Ingwer etc. Denken Sie daran, daß die Dosis die Arznei macht. Viele Gewürze wirken in hohen Dosen reizend. Gehen Sie besonders mit Pfeffer sparsam um.

▷ Ein Hinweis: Gehen Sie niemals hungrig zum Einkaufen, besonders nicht in Großmärkte, wo auch noch die angeblich niedrigen Preise locken! Halten Sie sich zur Not strikt an die Einkaufsliste.

▷ »Alle Dinge sind Gift und nichts ist Gift. Allein die Dosis macht, daß ein Ding kein Gift ist« (Paracelsus): Lernen Sie zu dosieren. Jedes Extrem und Übermaß ist schädlich, auch bei Rohkost und Vitaminen (besonders in Form von Pillen).

▷ Und: Nehmen Sie sich Zeit, wenn Sie Ihre Ernährung auf »gesund« umstellen wollen. Die Umstellung ist eine kleine Revolution für den Körper und dauert ihre Zeit. Kontinuierliche kleine Schritte bringen Sie schneller vorwärts als große, abrupte Sprünge, die schlimmstenfalls nur demonstrativen Wert haben: »Jetzt will ich's mir aber beweisen!« Das ist meist programmierter Mißerfolg ohne bleibenden Wert.

Aus Vernunft: Vollwertkost

Vollwerternährung ist eine Ernährungsweise, in der ernährungsphysiologisch wertvolle Lebensmittel schmackhaft und abwechslungsreich zubereitet werden. Sie besteht vornehmlich aus pflanzlichen Lebensmitteln – Vollgetreide, Gemüse, besonders Kartoffeln und Obst, möglichst aus kontrolliertem Anbau – sowie Milch und Milchprodukten unter bestmöglicher Ausnutzung ihrer Ergänzungswirkungen. Fleisch und Eier spielen eine eher untergeordnete Rolle.

Vollwerternährung unterscheidet sich von üblicher Mischkost durch das Vermeiden übertriebener Be- und Verarbeitung der Lebensmittel. Viele Ärzte und Naturwissenschaftler halten sie für die beste und gesündeste Ernährungsweise.

Den Grundstein für diese neue und zeitgemäße Ernährungslehre legte der Schweizer Arzt Maximilian Bircher-Benner, wissenschaftlich untermauert wurde sie vom 1970 verstorbenen Ernährungsforscher Prof. Werner Kollath. Bei der Entwicklung der Vollwertkost stand die Überlegung im Vordergrund, daß sich industriell gefertigte und lagerfähig konservierte Nahrung in ihrer Zusammensetzung um einen entscheidend großen Schritt von der Natur entfernt hat. Sicher ist nach dem heutigen Stand der Forschung, daß industriell hergestellte Nahrung zu einem chronischen Mangel an bestimmten Vitaminen und Mineralstoffen führt.

Vitalstoffe

Die Vollwertkost-»Philosophie« bemißt den Wert der Nahrung nicht mehr nach ihrem Gehalt an Kalorien und Nährstoffen, sondern nach ihrer Lebendigkeit und Natürlichkeit. Wer natürliche Lebensmittel genießt, braucht sich nicht mehr um Kalorien und den Gehalt an Fett, Eiweiß und Kohlehydraten zu kümmern!

Es hat sich nämlich herausgestellt, daß in der naturbelassenen Nahrung nicht nur alle Nährstoffe, sondern auch, was viel wichtiger ist, die biologischen Wirkstoffe enthalten sind, die für eine Verwertung der Nahrung und eine gesunde Verdauung nötig sind. Heute hat man diesen biologischen Wirkstoffen den Oberbegriff »Vitalstoffe« zugeordnet. Man versteht darunter wasser- und fettlösliche Vitamine, den Vitamin-B-Komplex, Mineralstoffe, Enzyme, ungesättigte Fettsäuren, Aroma- und Faserstoffe.

Nur wenn diese Vitalstoffe in einem harmonischen Verhältnis in der Nahrung mit enthalten sind, ist die Nahrung vollwertig und bildet einen Grundstein unserer Gesundheit.

Entwertete Nahrung ist zum Beispiel: Weißmehlprodukte, polierter Reis, raffinierter Zucker und daraus hergestellte Süßigkeiten und andere Produkte sowie konservierte und gefärbte Nahrungsmittel. Darüber hinaus müssen häusliche Bearbeitungsprozesse wie Kochen, Wässern und längeres Aufbewahren berücksichtigt werden: Sie bewirken ein Abnehmen des Vitamingehalts.

Mit der folgenden Tabelle nach Kollath (Seiten 112 bis 115) geben wir Ihnen einen Schlüssel für gesunde Ernährung und gesunde Verdauung in die Hand. Unsere Empfehlung: Beschränken Sie sich beim Kauf von Lebensmitteln auf die angegebenen Wertestufen I bis III.

Betonen sollte man noch einmal, daß das unnötige Be- und Verarbeiten von Lebensmitteln vermieden werden muß. Um die Wertverluste durch Oxidationsprozesse an den Schnittstellen möglichst gering zu halten, sollte Schneiden, Mahlen, Raspeln etc. erst kurz vor der Mahlzeit erfolgen. Wertschonende Garverfahren sind Schmoren im eigenen Saft, Dünsten mit wenig Wasser und mit kurzen Garzeiten. Zur Überbrückung jahreszeitlich bedingter »Engpässe« sind werterhaltende Konservierungsverfahren durchaus sinnvoll und zu empfehlen: z. B. Milchsäuregärung und Tiefgefrieren.

Die Tabelle kann Ihnen dabei helfen, den ersten Schritt zur Ernährungsumstellung zu tun, und Sie bei der Nahrungsmittelauswahl unterstützen. Wenn Sie nach und nach »auf den Geschmack kommen« und der Zuwachs an Energie und Lebensfreude Sie »wie von selbst« dazu inspiriert, auf belastende und schädliche Dinge in Ihrer Nahrung zu verzichten – um so besser!

Mit Rohkost im Rahmen der Vollwertkost ist nicht gemeint, daß Sie sich ausschließlich von roher Kost ernähren sollen. Sie ist besonders gärungsfreudig und daher möglicherweise darmbelastend. Wenn Sie jahrelang Schuhe mit hohen Absätzen getragen haben, wird eine Umstellung auf gesundes Schuhwerk nicht ohne Schmerzen abgehen. Ähnlich ist es bei der Verdauung: Es dauert eine gewisse Zeit, bis sich der Körper wieder mit gesunder Kost »vertraut« gemacht hat, wie er auch einige Zeit brauchte, um sich mit einseitiger Kost zu »arrangieren« und das Beste daraus zu machen.

Besonders die Darmflora ist offenbar bei manchen Ernährungsumstellern nicht in der Lage, mit Vollwertkost und gleichzeitiger Aufnahme von isolierten Kohlehydraten (Weißmehl, Zucker) fertig zu werden. Tatsächlich wäre es in diesem Fall am günstigsten, ganz auf Vollwertkost umzustellen. Finden Sie selbst nach und nach heraus, was Ihnen am besten bekommt!

Wer täglich Rohkost – Getreide, Gemüse, Obst – zu sich nimmt, braucht sich um seine Vitamin- und Mineralstoffversorgung keine Gedanken mehr zu machen. Vorausgesetzt, Sie fügen pflanzlicher Frischkost kein zusätzliches Salz bzw. Natrium hinzu, hat sie auf den Organismus noch weitere günstige Auswirkungen:

▷ Entlastung des Kreislaufs und der Herzarbeit,
▷ günstiger Einfluß auf Strömungsverhältnisse und Struktur der Blutkapillargefäße,
▷ Verbesserung des Stoffaustauschs zwischen Kapillargefäßen und Organzellen,

Tabelle nach Kollath

WERTSTUFEN ▶	Besonders empfehlenswert I	Sehr empfehlenswert II
LEBENSMITTEL-TECHNOLOGIE	**Unveränderte Lebensmittel:** Waschen, kühl lagern, Kühlen Schälen von Südfrüchten Entspelzen, Keimen von Getreide	**Bearbeitete Lebensmittel:** Schneiden, Hobeln, Raspeln Schroten, Mahlen Schälen, Pressen Fermentieren mit Hilfe von Milchsäurebakterien (z. B. Sauerkraut) Lufttrocknung, Gefriertrocknung (z. B. Gewürze)
GETREIDE	☐ Gekeimtes Getreide – Weizen – Roggen – Gerste – Hafer	☐ Vollkornschrot ☐ Vollkornmehl ☐ Unerhitzte Getreideflocken mit Keim ☐ Frisch geschrotetes und eingeweichtes Getreide (Frischkornmüsli) ☐ Hohe Mehltypen (Weizen: Typen 1600 bis 2000) (Roggen: Typen 1590 bis 1800)
GEMÜSE	☐ Blütengemüse ☐ Blattgemüse ☐ Stengelgemüse ☐ Zwiebelgemüse ☐ Fruchtgemüse (außer Hülsenfrüchte) ☐ Wurzelgemüse (außer Kartoffeln) ☐ Pilze (einige Arten)	☐ Zerkleinertes, frisches Gemüse ☐ Milchsaures Gemüse, unerhitzt (z. B. Sauerkraut) ☐ Unerhitzte Gemüsesäfte ☐ Gekeimte Hülsenfrüchte (blanchiert) ☐ Milchsaure Pilze
OBST	☐ Kernobst ☐ Steinobst ☐ Beerenobst ☐ Südfrüchte	
ÖLFRÜCHTE, PFLANZENSAMEN, NÜSSE	☐ Ölfrüchte (Oliven) ☐ Pflanzensamen, z. B. – Sonnenblumenkerne – Sesam ☐ Nüsse, z. B. – Haselnüsse – Walnüsse ☐ Mandeln	☐ Kaltgepreßte Öle (unraffiniert) ☐ Frisch gequetschter Mohn ☐ Frisch geraspelte Nüsse ☐ Nußmus aus unerhitzten Nüssen

Empfehlenswert	Weniger empfehlenswert	Nicht empfehlenswert
III	IV	V
Erhitzte Lebensmittel: Tiefgefrieren Darren, Garen im eigenen Saft (Dünsten) Dämpfen, Kochen, Backen Pasteurisieren Heißpressen, Pressen mit hohem Druck Hitzetrocknung (z. B. Obst)	**Verarbeitete Lebensmittel:** Keime abtrennen, Filtern Sichten, Sieben (Auszugsmehle) Polieren (Reis); Braten, Rösten Ultrahocherhitzen, Sterilisieren Sprühtrocknen Konservieren mittels Vakuum, Alkohol, Pökelsalz, Salz, Zucker, Konservierungsmittel Gas (Begasen) Färben, Bleichen, Desodorieren, Klären, Schönen Extrahieren, Hydrieren	**Isolierte Lebensmittelsubstanzen und Fertigprodukte:** Isolieren Destillieren, Kristallisieren, Raffinieren (isolierte Zucker) Synthetisieren (Kunstprodukte) Das wesentliche Merkmal der hier aufgeführten Produkte ist die kombinierte Anwendung verschiedener Be- und Verarbeitungsverfahren. Sie sind durchweg sehr lange lagerfähig.
☐ Erhitztes Getreide (auch Hirse, Mais, Vollreis, Buchweizen) – Erhitzte Getreidespeisen (z. B. Suppen, Aufläufe, Pfannkuchen) – Gedarrtes Getreide (z. B. Grünkern) – Getreideflocken mit Keim ☐ Brot, Kuchen, Knäckebrot, Zwieback, Kekse, Dauerbackwaren, Milchspeisen u. a. aus Vollkornmehlen oder hohen Mehltypen	☐ Parboiled Reis, Polierter Reis ☐ Getreideflocken ohne Keim ☐ Auszugsmehle und mittlere Mehltypen (Weizen: Typen 405 bis 1200) (Roggen: Typen 610 bis 1370) ☐ Kleie ☐ Corn-flakes ☐ Brot, Kuchen, Knäckebrot, Zwieback, Kekse, Dauerbackwaren, Mehlspeisen u. a. aus Auszugsmehlen oder mittleren Mehltypen	☐ Isolierte Zucker: – Frucht- und Traubenzucker – Malzzucker – Zuckeraustauschstoffe ☐ Isolierte Stärke ☐ Isolierte Ballaststoffe ☐ Isolierte Proteine ☐ Isolierte Vitamine ☐ Isolierter Alkohol ☐ Schlankheitspräparate ☐ Präparate für Sportler
☐ Erhitztes Gemüse ☐ Erhitzte Hülsenfrüchte ☐ Erhitzte Kartoffeln ☐ Tiefgefrorenes Gemüse ☐ Erhitzte Gemüsesäfte ☐ Sojakäse (Tofu) ☐ Erhitzte Pilze	☐ Gemüsekonserven ☐ Texturierte Sojaprodukte (extrudiert – Sojafleisch) ☐ Pilzkonserven	☐ Isolierte Zucker – Weißer und brauner Zucker ☐ Isolierte Stärke ☐ Isolierte Proteine ☐ Isoliertes Lecithin ☐ Isolierte Aromastoffe ☐ Isolierter Alkohol ☐ Texturierte Sojaprodukte (versponnen – Sojafleisch)
☐ Erhitztes Obst (z. B. Kompott) ☐ Tiefgefrorenes Obst ☐ Erhitzte Fruchtsäfte	☐ Obstkonserven ☐ Fruchtnektare ☐ Fruchtsaftgetränke	☐ Isoliertes Pektin ☐ Isolierte Aromastoffe ☐ Isolierte Enzyme ☐ Isolierter Alkohol ☐ Fruchtsaftgetränke
☐ Ungehärtete Pflanzenmargarine mit möglichst hohem Anteil an Kaltpreßölen (unraffiniert) ☐ Pflanzenfette ☐ Geröstete oder erhitzte Pflanzensamen ☐ Geröstete Nußkerne ☐ Nußmus aus geröst. Nüssen	☐ Heißgepreßte oder extrahierte, raffinierte Fette und Öle, d. h. fast alle Margarinen und Öle sowie Platten- und Kunstspeisefette ☐ Brat- und Backfette (»Shortenings«) ☐ Geröstete und gesalzene Nußkerne	☐ Mehrmals erhitzte Öle (z. B. Fritieren) ☐ Nuß-Nougat-Erzeugnisse (mit isolierten Zuckern)

WERTSTUFEN ▶	Besonders empfehlenswert	Sehr empfehlenswert
	I	II
MILCH	☐ Vorzugsmilch (Rohmilch)	Aus Vorzugsmilch bzw. Rohmilch hergestellt, z. B. ☐ Dickmilch, Sauermilch ☐ Joghurt, Kefir ☐ Süße und saure Sahne ☐ Landbutter ☐ Buttermilch ☐ Rohmilchkäse (z. B. Emmentaler) ☐ Quark, Molke
FLEISCH, FISCH, EIER		
GETRÄNKE	☐ Quellwasser (kontrolliert) ☐ Mineralwasser aus Quellwasser	☐ Brunnenwasser (kontrolliert) ☐ Leitungswasser (ungechlort) ☐ Kräutertee ☐ Früchtetee
GEWÜRZE, SALZ	☐ Frische Gartenkräuter ☐ Frische Wildkräuter ☐ Frische Gewürzwurzeln (z. B. Meerrettich) ☐ Gewürzsamen	☐ Luftgetrocknete Kräuter, Wurzeln und zerkleinerte Samen
SÜSSUNGSMITTEL	☐ Frisches, süßes Obst und Gemüse, z. B. – Weintrauben – Birnen – Bananen – Honigmelonen	☐ eingeweichtes Trockenobst, z. B. – Rosinen – Feigen – Datteln – Aprikosen
ZUSAMMEN-FASSUNG	**Besonders empfehlenswert** sind unveränderte, frische Lebensmittel: **NATURBELASSENE LEBENSMITTEL**	**Sehr empfehlenswert** sind bearbeitete, frische (unerhitzte) Lebensmittel **MECHANISCH ODER ENZYMATISCH VERÄNDERTE LEBENSMITTEL**

Empfehlenswert	Weniger empfehlenswert	Nicht empfehlenswert
III	IV	V
☐ Pasteurisierte Milch Aus pasteurisierter Milch hergestellt, z. B.: ☐ Sauermilch, Dickmilch ☐ Joghurt, Kefir ☐ Süße und saure Sahne ☐ Süß- und Sauerrahmbutter ☐ Buttermilch ☐ Käse, Quark, Molke	☐ Ultrahocherhitzte Milch (H-Milch) ☐ Fettarme Milch ☐ H-Sahne, Kondensmilch ☐ Trockenmilch (Milchpulver) ☐ Käsekonserven ☐ Schmelzkäse ☐ Molkepulver	☐ Isoliertes Kasein, Molkeprotein ☐ Isolierter Milchzucker ☐ Isolierte Vitamine ☐ Isoliertes Lecithin ☐ Sterilmilch ☐ Schlankheitspräparate ☐ Präparate für Sportler ☐ Speisen mit isolierten Zuckern
☐ Erhitztes Fleisch ☐ Erhitzter Fisch ☐ Erhitzte Eier	☐ Fleischwaren, Wurstwaren ☐ Innereien ☐ Fleischkonserven ☐ Fischkonserven ☐ Konservierte Eier (Sol-Eier) ☐ Ei-Pulver	☐ Isoliertes Protein ☐ Schweineschmalz
☐ Tafelwasser (Mineralwasser) ☐ Mate-Tee ☐ Malz-Kaffee ☐ Kakao (ungezuckert)	☐ Leitungswasser (gechlort) ☐ Kakao- und Schokoladengetränke ☐ Bohnenkaffee ☐ Schwarzer Tee ☐ Bier ☐ Wein	☐ Limonaden ☐ Cola-Getränke ☐ Instant-Getränke ☐ Spirituosen
☐ Erhitzte Kräuter, Wurzeln und Samen ☐ Obst- und Weinessig ☐ Hefeflocken ☐ Meersalz (Vollmeersalz)	☐ Gewürzextrakte ☐ Kochsalz ☐ Sojasauce	☐ Isolierte Aromastoffe ☐ Künstliche Aromastoffe ☐ Kräuter-Fertigsaucen (Salat-Dressings) ☐ Branntweinessig, Essigessenz
☐ Nicht in konzentrierter Form: – Apfeldicksaft (unerhitzt) – Birnendicksaft (unerhitzt) – Kaltgeschleuderter Honig	☐ Nicht in konzentrierter Form: – Erhitzter Honig – Ahornsirup – Apfeldicksaft (erhitzt) – Birnendicksaft (erhitzt) – Zuckerrübensirup – Melasse	☐ Isolierte Zucker, z. B.: – Weißer und brauner Zucker – Frucht- und Traubenzucker – Zuckeraustauschstoffe ☐ Kunsthonig ☐ Künstliche Süßstoffe ☐ Süßwaren
Empfehlenswert sind Lebensmittel, bei denen eine Hitzebehandlung sinnvoll oder notwendig ist: **ERHITZTE LEBENSMITTEL**	**Weniger empfehlenswert** sind verarbeitete Lebensmittel. Sie sollten *nicht täglich* verzehrt werden: **KONSERVIERTE LEBENSMITTEL**	**Nicht empfehlenswert** d. h. möglichst zu meiden sind: **ISOLIERTE UND SYNTHETISCHE SUBSTANZEN UND DAMIT HERGESTELLTE PRODUKTE**

Quelle: Verband für Unabhängige Gesundheitsberatung (UGB) Gießen

▷ Auffüllung der Organzellen mit Kalium,
▷ Entlastung des Säure-Basen-Haushalts bzw. Verbesserung der Alkalireserve,
▷ Verbesserung der Fließeigenschaften des Blutes (»Verdünnung«).

Besonders wertvolle Nahrungsmittel sind:

▷ *Sprossen* oder *Keime*: Sojabohnen, Weizen, Alfalfa (Vitamin-B-Komplex, Vitamin C, Proteine);
▷ *Hefe:* ideale Ergänzung an B-Vitaminen, Proteinquelle (am besten als Hefeflocken zum Müsli oder als Hefepaste);
▷ *Algen:* ein wahres Schatzhaus an Vitaminen und Mineralstoffen!

Rezeptvorschläge

Nicht nur die Gärungsfreudigkeit von Frischkost, sondern auch die erhöhte Fasermenge (Ballaststoffe) kann unser Verdauungssystem vorübergehend irritieren, mit Blähungen, Übelkeit und Durchfall als mögliche Folge. Bereiten Sie Ihre Verdauung schonend auf seine Gesundung vor! Nehmen Sie nicht pfundweise »Übergesundes«, ballaststoff- und vitaminhaltige Kost zu sich. Gewöhnen Sie sich allmählich an ein morgendliches Frischkostmüsli oder Vollkornbrot.

Übrigens: Ein Frischkornfrühstück sättigt viel mehr. Brötchen mit Butter treiben den Blutzuckerspiegel zwar hoch, lassen ihn aber genausoschnell wieder absinken. Ein idealer Startschuß für den Tag, besonders für Kinder, ist das berühmte *Bircher-Müsli.* Hier das Originalrezept: ein gestrichener Eßlöffel Vollkornhaferflocken, mit drei Eßlöffel kaltem Wasser über Nacht einweichen; morgens einen Eßlöffel Zitronensaft und einen Eßlöffel gezuckerte Kondensmilch beifügen. Dann ca. 200 Gramm geriebene Äpfel (Kernhaus entfernen – erst kurz vor dem Essen reiben, sofort unterrühren, damit sich das Apfelfleisch nicht bräunt) und einen Eßlöffel geriebene Haselnüsse oder Mandeln über die angerichtete Speise streuen. Dieses Grundrezept kann beliebig verändert werden: mit Obst, einem Eßlöffel Honig, frisch gepreßtem Orangensaft, Joghurt, Sahne. Bircher-Müsli gibt auch ein Abendessen oder ein »schnelles« Mittagessen ab.

Nicht *zurück* zum Getreide – das ja in früheren Jahrhunderten fast ausschließlich unserer Ernährung diente –, sondern *mit* Getreide sollte die Devise lauten: Frischkornbrei aus rohem und gemahlenem Getreide verschiedener Sorten, Gerichte aus angekeimten oder gekochtem Korn, gekochte Getreidebreie, Vollkornbrot. Sie brauchen natürlich nicht auf Ihre gelegentliche Normsemmel zu verzichten, nur: Sie wird Ihnen vielleicht nicht mehr schmecken. Wer Vollwert- und Rohkost schmecken lernt, wird entdecken, daß zahlreiche Duft- und Aromastoffe unsere Sinne erfreuen und die Verdauungssäfte anregen.

Einige Tips für den Umgang mit Lebensmitteln:

▷ Frische Lebensmittel bald nach dem Kauf verarbeiten und lieber mehrmals in der Woche als auf Vorrat kaufen. Auch wenn sie nach einiger Zeit immer noch frisch aussehen, ist ihr Vitamingehalt schon zurückgegangen (Vitamine sind sauerstoffempfindlich!). Kühl und dunkel aufbewahrt sind Kartoffeln, Getreide, getrocknete Hülsenfrüchte und Öl am längsten lagerfähig. Schonende Konservierungsmethoden (Milchsäuregärung bei Sauerkraut, Tiefgefrieren) sind Einkochen, Entsaften, Zucker- und Salzkonservierung, Trocknen, Einlegen in Alkohol und Essig vorzuziehen.

▷ Lebensmittel vor dem Bearbeiten gründlich und kurz waschen. Mit dem Waschen nach dem Zerkleinern schwemmen Sie wichtige Vitamine und Mineralstoffe aus. Kurz vor dem Verzehr zubereiten.

▷ Bevorzugen Sie Kochgefäße aus Edelstahl, Glas und Porzellan. Eisen verringert Vitamin C, Kupfer zerstört Vitamin C, E und Folsäure.

▷ Benützen Sie beim Zerkleinern ein scharfes Messer. Die Vitamine A und C gehen verloren, wenn Gemüsefasern beschädigt werden.

▷ Frische Lebensmittel zugedeckt dünsten oder dämpfen. Im eigenen Saft oder mit wenig Flüssigkeit ist dieser Prozeß am wertschonendsten.

▷ Koch- und Ankochzeit möglichst kurz halten, kurz und hoch erhitzen zerstört weniger Vitamine als lang und niedrig. Vermeiden Sie Warmhalten und Aufwärmen, wobei ersteres die Speisen stärker auslaugt als Aufwärmen.

▷ Wenn Sie auf gute Kochwasserqualität achten, sollten Sie das Kochwasser mitverwenden. Zwar werden beim Kochen zum Teil Schadstoffe ausgespült, aber auch wasserlösliche Vitamine und Mineralstoffe. Der Vorteil überwiegt eindeutig die Nachteile.

Kleines Brevier von der Kunst des Essens

Gestalten Sie Ihren Speiseplan abwechslungsreich und phantasievoll. Lernen Sie wieder, Ihre Sinne zu gebrauchen, das Essen zu riechen und zu schmecken. Genießen Sie Ihre Mahlzeiten.

*

Dressieren Sie Ihre Kinder nicht zur Überfütterung. Nicht aufessen sollte nicht bestraft, aufessen nicht belohnt werden. Wenn Sie gute Leistungen mit Essen (Süßigkeiten etc.) belohnen oder als »Trostspender« einsetzen, programmieren Sie bei Ihrem Kind eine unnatürliche Haltung gegenüber der Nahrungsaufnahme. Essen erhält dann einen unbewußten »Beigeschmack« von Trost und Selbstbelohnung, als Erwachsener ißt man dann nicht nur, wenn man körperlich hungrig ist, sondern auch aus depressiver Stimmung heraus, aus Frustration und Langeweile: eine der Hauptursachen für Übergewicht.

*

Wer mit Augen, Zunge und Nase ißt, mit Freude und Genuß speist, verdaut besser. Horchen Sie auf Ihren Instinkt – mit Verstand und Beobachtungsgabe. Nur ausreichend verdaute Nahrung ist Nahrung für die Zellen.

*

Nehmen Sie sich Zeit zum Kochen und Essen. Richten Sie die Speisen appetitlich an. Etwas von der inneren Einstellung, mit der Sie kochen, geht ins Essen über und wird von allen, die mitessen, mit aufgenommen.

*

Vermeiden Sie aufregende Diskussionen und Hektik beim Essen. Ruhen Sie sich vor dem Essen zehn Minuten aus, wenn Sie übermüdet sind. Schnellesser neigen zu Übergewicht und Verstopfung.

*

Essen Sie, wenn Sie Hunger haben. Dann verdauen Sie besser. Achten Sie auf die natürlichen Reflexe Ihres Körpers: Den Sättigungs- und Brechreflex. Wenn Sie langsamer essen, fühlen Sie sich schneller satt: »Beherrschtheit in aller Kost ist die Mutter der Heilmittel« (Mohammed).

*

Finden Sie heraus, ob es Ihnen besser bekommt, dreimal am Tag (davon nur eine große Mahlzeit!) zu essen, oder ob es besser für Sie ist, bei reduzierter Menge zwei kleine Zwischenmahlzeiten einzulegen. Drei regelmäßige Essenszeiten sind zu empfehlen.

*

Essen Sie nicht aus Langeweile oder Niedergeschlagenheit!

*

Trinken Sie ausreichend – eineinhalb bis zwei Liter täglich –, dann verfestigt sich der Darminhalt nicht so sehr. Trinken Sie nicht viel während oder nach dem Essen, sonst verdünnt sich die Magensäure zu stark.

*

Für den Hunger zwischen den Mahlzeiten: Obst.

*

Ein Trick zur Selbstüberlistung: Räumen Sie zwischen den Mahlzeiten Nahrungsmittel aus Ihrem Blickfeld. Es muß ja nicht gleich ein Schloß am Kühlschrank sein.

*

Wenn Tiere krank werden, reduzieren sie ihre Nahrungsaufnahme oder fasten gar und ruhen. Unser Körper besitzt die gleiche Weisheit, besonders bei fieberhaften Erkrankungen. Nur: Wir haben bis zum Exzeß gelernt, nicht auf ihn zu hören. Tun Sie es trotzdem!

*

Die sieben Goldenen Regeln für Übergewichtige sind: weniger essen, das Richtige essen, weniger Alkohol (bei Gicht Abstinenz), weniger Salz, mehr Bewegung. Geben Sie Ihrem Leben eine klare Absicht und klare Ziele. Betrachten Sie Ihren Körper als Freund und Diener, nicht als Sklaven. Wir hören Sie schon seufzen: »Das ist leichter gesagt als getan . . .« Und damit haben Sie vollkommen recht. Vielleicht tröstet Sie ein alter Witz, der genau dasselbe sagt:

»Mosche Güldenstern betet seit 20 Jahren das gleiche Gebet: ›Oh Gott, gib, daß ich gewinn' in de Lotterie!‹ Am 20. Jahrestag seiner inständigen Gebete öffnet sich der Himmel mit einem gewaltigen Donnerschlag, ein strahlend blaues Licht strömt hernieder und eine Stimme erschallt: ›Mosche, gib ma a Chance, kauf' Dir a Los!‹«

MEDIZIN FÜR DIE PSYCHE

Nicht nur Ihr Körper braucht Nahrung, vollwertige und gesunde Nahrung, sondern auch Ihr Geist und Ihre Seele.

Auf den nächsten Seiten werden wir Ihnen einige der wichtigsten Vitamine und Spurenelemente, die eine solche geistige Nahrung enthalten sollte, nahebringen. Wir haben in allen bisherigen Kapiteln versucht, Sie mit der Tatsache vertraut zu machen, daß Krankheit, in ihrem Falle der Kopfschmerz, nicht nur in unserem Körper, sondern in unserem Geist, in unseren destruktiven Denkgewohnheiten entsteht, meist auf der Basis der »Vier Säulen der Torheit«: Angst, Gier, Ungeduld und Faulheit.

Verzeihen Sie bitte diese klaren Worte: Aber wenn Sie einen kühlen Blick in den Spiegel werfen, werden Sie diese Untugenden nicht von vorneherein von sich weisen. Dieser kühle Blick auf sich selbst, im deutschen Sprachgebrauch auch »Aufrichtigkeit« genannt, ist es, der es Ihnen möglich machen wird, die »Nahrung« der folgenden Seiten zu verdauen und aus ihr den größtmöglichen Gewinn zu ziehen.

Und vergessen Sie einmal für ein paar Stunden, wer an Ihrer Krankheit »schuld« ist. Es geht nicht darum, Bösewichter zu identifizieren: den Körper, die Psyche, die Eltern, die Umstände, die Sachzwänge. Das dient oft nur dazu, die eigene Untätigkeit zu entschuldigen und weiter das »Schicksal« zu verdammen.

Die Grundstoffe für die Medizin in diesem Kapitel stammen aus den verschiedensten Quellen: aus den Erkenntnissen und Erfahrungen der Psychosomatik, aus der klassischen Philosophie, aus verschiedenen Traditionen alter und neuer Weisheitslehren, aus ärztlicher und psychotherapeutischer Praxis oder ganz einfach aus den heutzutage brachliegenden Quellen des gesunden Menschenverstandes.

Wenn Sie zu den Menschen gehören, die von einer Medizin Wunder erwarten, zumindest, daß sie »von selbst« wirkt, werden Sie von diesem Buch nicht viel »haben«. Denn wahren Gewinn wirft das Material nur dann ab, wenn Sie damit arbeiten. Wenn Sie es als Herausforderung betrachten, mit dessen Hilfe Sie Ihre geistigen Muskeln trainieren können. Wir liefern nur das Werkzeug. Sie selbst entscheiden, wie und ob Sie es einsetzen!

Die Reihenfolge der Texte ist willkürlich gewählt, eine besondere Abstufung ihrer Wichtigkeit läßt sich daraus nicht ablesen. Die Menschen sind verschieden. Der eine liebt Schokoladenpudding, der andere Goethe. Und viele Menschen verhungern, weil Ihnen die Farbe des Tellers nicht gefällt, auf dem das Essen kommt...

Gedanken über die Freundschaft

»Freundschaft ist Hilfe: Den Jüngling bewahrt sie vor Irrtum,
dem Alter bietet sie Pflege und Ersatz für die aus Schwäche abnehmende Leistung,
den Mann auf der Höhe des Lebens spornt sie zu edlen Taten an.
›Zwei miteinander voran‹:
Dann gewinnt das Erkennen wie das Handeln an Kraft.« (Aristoteles)

Gesellschaft, Miteinander, Freundschaft sind von grundlegender Bedeutung für unsere Gesundheit: Sie beeinflussen direkt unseren Blutdruck, die Wahrscheinlichkeit von Herzkrankheiten und das reibungslose Funktionieren unseres Immunsystems.

Unsere Kultur und Gesellschaft tut viel, um diesen so wichtigen Faktor in unserem Leben zu unterminieren: Freundschaft ist nicht gefragt. Der Trend geht zum Single-Leben: In etwa 45 Prozent aller Wohnungen in Deutschland – unabhängig von ihrer Größe! – lebt nur eine Person. Wir isolieren uns voneinander. Wir berauben uns aller Nutzeffekte, die mit echter Freundschaft und Partnerschaft einhergehen. Gesundheit, physisch und psychisch, ist nur einer davon. Unbestritten ist, daß besonders langjährige Freundschaften einen stark stabilisierenden Einfluß auf die Gesundheit haben. Auch Geburtswehen von schwangeren Frauen sind um die Hälfte kürzer, wenn ihre Partner sie in den Kreißsaal begleiten.

Wie viele andere Begriffe wird auch das Wort »Freundschaft« heutzutage im alltäglichen Sprachgebrauch stark verwässert gebraucht. Wir sagen »Liebe« und meinen »Lust, Partnerschaft, Egozentrismus«. Wir nennen jemanden unseren »Freund« und meinen den Kameraden, den Partner, den Kollegen im Beruf, den Kumpel aus der Kneipe, den flüchtigen Bekannten. »Meine lieben Freunde!«: So mag sich ein Firmenchef an seine Untergebenen, ein Gangsterboß an die Mitglieder seiner Bande, ein Parteichef an die Mitglieder eines unbedeutenden Ortsvereins wenden. Was an einer solchen Freundschaft »dran« ist, erkennen Sie mit bloßem Auge, wenn einer der so Angeredeten es wagen sollte, dem großen Tier mit derselben Anrede gegenüberzutreten.

Das bringt es mit sich, daß viele Menschen nicht einmal eine Vorstellung davon haben, was echte Freundschaft bedeutet, welche gegenseitige Bereicherung und Ergänzung dabei stattfinden kann.

Vielleicht deutet der, man möchte fast sagen, Mißbrauch des Begriffs Freundschaft auf die verborgene Sehnsucht nach der Echtheit, Frische und ständigen Selbsterneuerung, die echte Freundschaft mit sich bringt. Wir verwenden das Wort, um unsere Einsamkeit und Isolation zu kaschieren, aber auch, um uns nicht mit den grundlegenden Bedingungen, die eine flüchtige Bekanntschaft oder ein aufkeimendes Sympathiegefühl zu einer tiefen Freundschaft werden lassen, zu konfrontieren.

Menschliche Beziehungen, gesellschaftliche und private, sind sehr vielfältiger Natur. Es ist gewiß nicht unsere Absicht, die Freundschaft auf ein hohes Podest zu heben und gleichzeitig andere Beziehungsformen abzuwerten. Nur: Wenn wir für die Freundschaft plädieren, müssen wir Abgrenzungen vornehmen, auch um die alltäglichen Verwechslungen bewußter zu machen. Echte Freundschaft erschließt sich in ihrem wahren Wert nur dann, wenn wir sie erfahren und leben, wenn wir aufhören, Beziehungen wie Kameradschaft und Kollegialität den gleichen Namen zu geben. Freundschaft ist kein gedankliches Konzept, sondern eine erfahrbare Wirklichkeit.

»Wie abperlende Wassertropfen«
Die Bekanntschaft

»Leute, die sich in ihren Begriffen von der Freundschaft
nicht höher schwingen können, als daß sie alle gute Bekannte für Freunde halten,
denken, daß nichts gewöhnlicher in der Welt als die Freundschaft sei!
Wie betrügen sie sich! (Klopstock)

»Keine Freunde? Ich doch nicht! Ich habe an jedem Finger zehn!« – so spricht jemand, der höchstwahrscheinlich Freundschaft mit Kameradschaft oder bloßer Bekanntschaft verwechselt. »Bekanntschaft« ist ein seltsames, irreführendes Wort. Mit »bekennen« hat es kaum etwas zu tun:

Leicht knüpft man Bekanntschaften, leicht lösen sie sich, manchmal bleibt nicht einmal eine angenehme oder unangenehme Erinnerung zurück. Eine Situation, die ein »sich bekennen« zum anderen erfordert, eine verteidigende Stellungnahme etwa, tritt so gut wie nie ein. Der andere kann ohne Gefahr für den Bestand der Beziehung nur das von sich selbst zeigen, was er zeigen will. Sein Innerstes, seine Sorgen und Nöte, seine wahren Wünsche, Absichten und Ziele bleiben verborgen. Treten Sie ans Tageslicht, ändert das die Beziehung. Es bedeutet das Ende der Bekanntschaft, so oder so: Man trifft sich nicht mehr, oder die Beziehung wandelt sich zu etwas anderem – vielleicht auch zu einer Freundschaft.

Zahllos die Anlässe, die zu einer Bekanntschaft führen, zahllos die Zufälle, die ihr Ende herbeiführen. Am Anfang steht meist kein bestimmtes, gemeinsames Ziel, aber für ihren Bestand, für ihre Dauerhaftigkeit ist es dennoch notwendig, daß sie eine bestimmte Form findet, etwa ihre psychologische Funktion als das Zusammenkommen zweier Menschen, die sich gegenseitig, wenn auch oft nur kurz, Aufmerksamkeit schenken, ganz gleich, welches Thema behandelt wird. Auch die Aufgeschlossenheit für ein gemeinsames Hobby, gemeinsame Interessen und Anschauungen, gleiche Erlebnisse können zum Fokus der Bekanntschaft werden.

Auch mit dem Wort »kennen« hat demnach »Bekanntschaft« wenig gemein: Meist treffen die Oberflächen zweier Menschen aufeinander, genährt von einem gewissen Grad an Aufgeschlossenheit, die jedoch bestimmte unbewußt gesteckte Grenzen nicht überschreiten darf: »Bis hierher und nicht weiter!« Freundschaft ist anders. Freundschaft teilt alles und geht bis zum Letzten.

Wenn Sie einen Bekannten haben, werden Sie auch das Arbeiten einer feinen inneren »Antenne« bemerken, die Ihnen genau sagt, wie weit Sie gehen dürfen, welche Themen Tabu sind, wie belastbar Ihr Gegenüber ist, und Sie werden sich sorgfältig hüten, diese Grenzen zu überschreiten, um die Beziehung nicht zu gefährden. Die Bekanntschaft von der Freundschaft zu unterscheiden ist häufig am schwierigsten im Vergleich zur Kameradschaft und Kollegialität, denn diese Grenzen können – besonders bei langdauernder Bekanntschaft – sehr weit vorgerückt sein. Sie mögen sich gar in der Gewißheit wiegen, den anderen zu »kennen«.

Die höchste Befriedigung findet Bekanntschaft in der Gegenwart, im Jetzt, in den Augenblicken des Miteinanders: im Plaudern, Besprechen, Analysieren, in der zwanglosen, entpflichteten Atmosphäre. Bekanntschaft bedeutet deshalb niemals gemeinsame Entwicklung, bedeutet niemals die Erfüllung des Wunsches nach Nähe ohne jede Distanz: Nur Freundschaft und Liebe können dies vollbringen.

»Auf in den Kampf!«
Kameradschaft und Solidarität

»Es kann Kameraden geben, die sich jahrelang
nicht sehen und auch gar kein besonderes Verlangen danach haben.
Ihre Gemeinschaft ist in ihrem Werk, in der Sache, der sie dienen.
Deren sind sie gewiß; das übrige ist für sie nicht so wichtig ...
In der Freundschaft liegt freilich meist auch ein Stücklein Kameradschaft,
und der Kamerad ist oft auch in etwa Freund.
Es kann sogar sein, daß einem beides ganz geschenkt wird
in einem einzigen Menschen. Aber das ist etwas Seltenes.« (Romano Guardini)

Bekanntschaften entwickeln nach kurzer Zeit eine Art Eigendynamik, die zur Kristallisation drängt: Die Rollen, die jeder dabei spielt, die gegenseitige Einschätzung, der Grad der Nähe und Wärme werden immer fester, bis sie nahezu unveränderlich sind. Es kann die paradoxe Situation eintreten, daß Sie und einer Ihrer Bekannten viel Gemeinsames haben, daß Sie gut zueinander passen würden, aber die gewählte Form Ihrer Beziehung Sie tiefer voneinander trennt als die schärfste Auseinandersetzung. Trotzdem: Eine Bekanntschaft kann sich zu einer Freundschaft entwickeln. Bei einer Kameradschaft ist das so gut wie nie der Fall.

Der Klebstoff einer Kameradschaft ist das gemeinsame Ziel, ihre Stütze die Gleichheit der Beteiligten vor dem Ziel, der Gradmesser für ihre Bindungskraft die Sinnfälligkeit des Handelns und ihr Fundament die Gerechtigkeit.

Überall, wo Menschen gemeinsam handeln, entsteht Kameradschaft. Nicht Sympathie, Seelenverwandtschaft und besondere Anziehungskraft bilden das »Gemeinsame«, sondern ein von außen festgelegtes Ziel. Die Bindekraft liegt dabei in dem Bewußtsein, in der Gewißheit, daß der andere in bezug auf das Ziel gleich empfindet, die gleichen Erfahrungen macht. Im kameradschaftlichen Tun erlebt man die Faszination eines gemeinsamen »Bewußtseins«, eines »Wir«-Gefühls, das meist mit einem Gefühl der Stärke und Unverwundbarkeit einhergeht. Kameraden müssen sich nichts zu *sagen* haben, sie müssen etwas zusammen *tun*.

Es ist kein Wunder, daß Kameradschaft am intensivsten unter Soldaten erlebt wird, daß heutzutage das Wort »Kamerad« am häufigsten im militärischen Kontext auftaucht. Was könnte mehr verbinden als das gemeinsame Wissen um die ständige Lebensgefahr, das aufeinander Angewiesensein, um dieses Schicksal abzuwenden. Hier geschieht, was auch alle anderen Kameradschaftssituationen charakterisiert: Der einzelne ist nichts, seine Persönlichkeit ist uninteressant, das Erreichen des äußeren Ziels ist alles. Man steht Schulter an Schulter. Kameradschaft verlangt geradezu das Zurückstehen von individueller Eigenart. Ein gewisses »Herdenverhalten« ist solchen Zusammenschlüssen nicht abzusprechen, mit all seinen Gefahren: Persönlichkeitsverlust, Manipulierbarkeit und Selbstaufgabe um äußerer Ziele willen.

Die Gleichheit der Kameraden vor dem gemeinsamen Ziel ist eine weitere wichtige Voraussetzung, ohne die die Verbindung keinen Bestand haben wird. Wer uns nur kurz begegnet, ein kurzes Stück Weg mit uns teilt, kann kein Kamerad werden. »Blut, Schweiß und Tränen«, aber auch gemeinsames Feiern nach vollbrachter Tat sind notwendig, um die Beziehung zu zementieren. Sicherlich ist in den meisten Fällen auch einige Trinkfestigkeit gefragt...

Eine seltsame Eigenschaft besitzt die Kameradschaft. Selbst wenn man Jahre des gemeinsamen Voranschreitens, des Miteinanderringens auf ein

Ziel hin verbracht hat, wenn man den letzten Bissen teilte oder gar den Tod vor Augen sah: Wenn das Ziel verschwindet, löst sich fast immer die Bindung auf. Ist der Krieg, die Militärdienstzeit beendet, löst sich die Hinterhofbande, der Verein auf, dann endet die Kameradschaft, es sei denn, ein neues gemeinsames Ziel bietet sich an: etwa die Überwindung wirtschaftlicher Schwierigkeiten nach einem Krieg oder nach der »Hinterhofbande« der gemeinsame Schulbesuch.

Einer der Gründe für die schwierige Integration von Kriegsveteranen in den Alltag zu Hause liegt genau hier verborgen: Der Wegfall des klaren Ziels, des »Feindbildes«, der starken Faszination des Gemeinschafts- und Stärkegefühls in der Gruppe und der Euphorie kollidiert mit den Gesetzen, die den Alltag in der Heimat regieren: »Zuerst einmal ist jeder sich selbst der Nächste.« Das gemeinsame Ziel hat bisher das Verhalten diktiert, die Beziehungen waren klar definiert. Monate-, oft jahrelang hat man es zugelassen, daß sich die eigene Persönlichkeit, die eigenen Wünsche und Ziele reduzieren auf ein Nichts im Angesicht der übergeordneten »Sache«, daß man sein Selbst aufgibt zugunsten eines übergeordneten Typs. Es fehlt an Übung, nun sozusagen »aus dem Stand« neu zu beginnen. Es fehlt an Anhaltspunkten für das richtige Verhalten im Alltag und jedes kleine Anzeichen von Unlust oder Kritik auf seiten des Partners wird als grundsätzliche Gegnerschaft interpretiert. »Wer nicht für mich ist, ist gegen mich« – ein Spruch, der den Geist von Kameraderie atmet, nicht jenen der Freundschaft.

Kameradschaft kommt nicht ohne Solidarität, Mitverantwortung, Mut, Hilfsbereitschaft, Ausdauer, Zucht und Ordnung aus. Insofern ist Kameradschaft diejenige Form des Miteinanders von uns Menschen, die ein Staatsgefüge, eine Gesellschaft, in die wir hineingeboren wurden, am Leben erhält. Sie ist *die* staatstragende Tugend, mit all ihren Vorzügen und all ihren Gefahren, wie uns ein Blick in die Geschichte beweist.

»Aber klar doch Genosse«
Die Kollegialität

»Die Beziehung der Fachgemeinschaft erzeugt sich in ihrer Eigenart erst,
wenn das Fach so viel Wissen und so viele Geschicklichkeiten fordert,
daß den sich ihm Widmenden das Gefühl schwindet,
als beliebige, unterschiedslose Gleiche zur Erfüllung
irgendeines Zieles verbunden zu sein.
Berufsgenossen sind immer schon Ausgewählte.« (Siegfried Kracauer)

Mitglieder ein und desselben Berufsstandes haben sich für die Qualität ihrer Beziehung ein eigenes Anredewort gegeben: Kollege oder Genosse.

Das deutet schon darauf hin, daß sich dahinter auch eine besondere Form der Beziehung, anders als bei der Kameradschaft oder Freundschaft, verbirgt.

In unserer Zeit begründet die Ausübung desselben Berufes eine der verbreitetsten zwischenmenschlichen Beziehungen. Eher selten bestimmen Freundschaft oder Kameradschaft das Gepräge des Miteinanders von Kollegen. Im Gegenteil: Gerade das Berufsleben wird leicht zum »Schlachtfeld der Rivalität«, des eifersüchtigen Wachens über Privilegien und Pfründe, des zähen Einzelkämpfertums um einmal erreichte Positionen. Und doch haftet der Kollegenschaft etwas Besonderes an.

Je stärker der Beruf und die von ihm verlangten Fähigkeiten tieferliegende Bereiche der Persönlichkeit und der Seele berühren, desto größer ist auch der Einfluß auf die Gesamtpersönlichkeit und damit auf die Qualität der Beziehungen zu den Kollegen, etwa bei Juristen, Wissenschaftlern, Beamten, Seelsorgern und ähnlichen Berufsständen. Die Mentalität der Angehörigen dieser Berufe beginnt sich zu ähneln, im Gleichtakt zu schwingen, bis die »Juristenmentalität« (oder Beamten-, Wissenschaftler-, Seelsorgermentalität etc.) entsteht – mit einander ähnelnden Reaktionsweisen selbst bei abgelegenen, nicht direkt zum Beruf gehörigen Dingen.

Was der Beruf eines Arztes etwa an Fachwissen verlangt, an Können und Wirken, an innerer und äußerer Haltung – all dies kann der Medikus nicht im Umkleideraum des Krankenhauses lassen. Es prägt ihn, hinterläßt Spuren in seiner Persönlichkeit, »stempelt« ihn. Er ist in die Atmosphäre des Arzt-Seins eingehüllt wie ein indischer Brahmane in das übergeordnete »Bewußtsein« seiner Kaste. Diese Atmosphäre ist es, die ihn zum »Kollegen« macht, zum Teilnehmer an der »Funktion Arzt« auf unserem Planeten.

Viel spricht dafür, daß dieses »fachbezogene« Bewußtsein eine Art Eigenleben besitzt, eine Art organischer Körperlichkeit, die zum Beispiel erklären würde, warum bestimmte wissenschaftliche Entdeckungen zur gleichen Zeit an völlig verschiedenen Orten der Erde gemacht wurden, von Angehörigen völlig gegensätzlicher Kulturkreise.

Und auch hier gilt wieder: Es existiert eine scharfe Trennungslinie zwischen Fachkollegenschaft und Freundschaft. Wieder ist es ein feines Gespür, das uns genau angibt, wie weit wir im Kontakt mit einem Kollegen gehen können, wie sehr wir uns öffnen können. Offenbaren wir einem Kollegen unsere Träume, Sehnsüchte und Erinnerungen, konfrontieren wir ihn mit unserem innersten Wesen, dann endet das Verhältnis der Kollegenschaft.

»Ein Herz und eine Seele«
Die Freundschaft

»Freundschaft bedeutet Vorleistung:
Zuerst müssen wir selbst alle Qualitäten entwickeln,
die einen Freund zum Freund machen,
bevor wir ein Recht haben, Freundschaft zu erwarten.
Freundschaft bedeutet Selbstdisziplin,
so ungern wir das auch hören. (Dag Hammarskjöld)

Bekanntschaft, Kameradschaft, Solidarität, Fachgenossenschaft sind lebendige und notwendige Bestandteile des täglichen Lebens. Sie gehören zum Repertoire guter menschlicher Beziehungen wie Hefe, Mehl und Wasser zum Brotteig. Damit aus diesen drei Elementen »ein Brot« werden kann, das der Seele zur Speise dient, müssen Sie lernen, Feuer zu entfachen. Das Feuer der Freundschaft und der Liebe.

Wärme und Lebendigkeit ist häufig auch bei Kameradschaft, unter Kollegen und Bekannten im Spiel, und wird freigiebig ausgetauscht. Manchmal scheint es sogar, als ob es weder körperliche noch seelische Schranken im Umgang miteinander gebe.

Erinnern Sie sich: Was passierte, als Ihnen das eine »falsche« Wort entschlüpfte? Als Sie einmal »ohne Angabe von Gründen« eine Zeitlang verschwanden, um sich in sich selbst zu versenken? Als Sie nicht ein-, sondern dreimal den Erwartungen Ihres Gegenübers nicht entsprachen? Als Sie einmal in einem unbewachten Augenblick Ihr Innerstes nach Außen kehrten, Ihre Sehnsüchte, Ihre Liebesbedürftigkeit offenbarten? Erlosch da die Wärme oder züngelten die Flammen?

Viele Menschen fühlen sich in der Kameradschaft und den vielen Anregungen und Befriedigungen, die sie bietet, wohl, sachliche Dinge werden mit Berufskollegen diskutiert und das Mitteilungs- und Geltungsbedürfnis befriedigt, und ein mehr oder weniger großer Bekanntenkreis sättigt die restlichen Hungergefühle der Psyche.

Wer nach Entwicklung und Entfaltung strebt, muß dieser Kreisbewegung – denn genau das ist es – entfliehen. Freundschaft ist eine seltsame Pflanze, und nur der wird sie entdecken, der nach ihr sucht. Freundschaft ist aber auch ein Willensakt:

Um Kameradschaft am Leben zu erhalten, muß man den eigenen Willen dem Willen der Gemeinschaft unterordnen.

Bekanntschaft wird durch Lust, Laune und Zufall aufrechterhalten.

Beziehungen zu Kollegen erhalten ihre Lebenskraft aus der gemeinsamen, durch Spezialisierung und Fachwissen entstehenden Mentalität.

Freundschaft setzt Seelenverwandtschaft jenseits aller Äußerlichkeiten und die entschiedene Absicht zur Gemeinsamkeit voraus, im Bewußtsein aller Folgen, die eine solche Entscheidung mit sich bringt.

Alle diese Beziehungsformen – Bekanntschaft, Kameradschaft, Kollegenschaft, Freundschaft – sind Heilmittel der Seele und damit des Körpers, vorausgesetzt, man kann zwischen ihnen unterscheiden und erwartet nicht von der einen, was in der anderen tragende Säule ist. Enttäuschung, und damit seelische und körperliche Belastung, ist immer so groß wie unsere eigene Erwartung. Auf die richtige Weise zu »erwarten« ist eine hohe Kunst.

Was ist nun eigentlich »Freundschaft« in ihrem Wesenskern? Wir möchten dazu zwei Menschen zu Wort kommen lassen, als buchstäblich »letztes Wort« zu diesem Thema: den libanesischen Philosophen Chalil Gibran und den Zisterzienser-Abt Aelred von Rieval.

»Freundschaft ist immer eine angenehme Verantwortung, niemals eine günstige Gelegenheit.« (Chalil Gibran)

»Von allem, was sich Menschen schenken können, wüßte ich nichts Heiligeres, wonach man streben, nichts Nützlicheres, wonach man trachten könnte, – wüßte nichts, was schwerer zu erringen, köstlicher zu erleben, nichts, was mit größerem Segen zu besitzen wäre, als die Freundschaft. Die Freundschaft trägt in sich Segen für dieses und das künftige Leben. Ihre Wärme weckt im Menschen alle guten Eigenschaften. Und umgekehrt hat sie die Kraft, böse Neigungen und Anlagen niederzuhalten. Durch sie hat das Unglück keine Gewalt über uns – wie sie uns im Glück nicht übermütig werden läßt. Das ist so wahr, daß es hier auf Erden für einen Freundlosen kaum eine Freude gibt. Man müßte den Menschen in die Kategorie der Unvernünftigen reihen, wenn er niemanden hätte, der sich mit ihm freute, wenn es ihm wohlergeht, bei dem er weinen dürfte, wenn Kreuz und Leid über ihn hereinbrechen. Jeder Mensch muß ein Herz haben, in das er sorglos jeden ihn quälenden Gedanken niederlegen, dem er sagen darf, was in glücklichen Stunden seine Seele erhebt und bewegt.« (Aelred von Rieval)

Geschichten zum Gesundwerden

Wie die Maus zum Käse kam

Diese kleine Maus-Rede soll Ihnen zeigen,
wie unser Verstand arbeitet
und wie es uns immer wieder gelingt,
Gier, Arroganz und Egoismus,
die an der Spitze aller krankmachenden Faktoren stehen,
mit dem Mäntelchen der Vernunft zu umkleiden.

»Ich habe beschlossen«, sagte die Maus, »den Käse zum Freund zu nehmen. Solch eine wichtige Entscheidung, unnötig, darauf hinzuweisen, kann nicht ohne sorgfältige Überlegung getroffen werden. Es geht nicht darum, die unmittelbare, undefinierbare ästhetische Anziehung der Substanz Käse zu leugnen. Doch auch diese ist in ihrer Eigenschaft nur dem entwickelteren Individuum erkennbar – man denke da zum Beispiel an den primitiven Fuchs, der gar nicht über das sensible Urteilsvermögen verfügt, um sich dem Käse überhaupt zu nähern.

Andere Faktoren sollten deshalb bei einer gründlichen Analyse die ausschlaggebende Rolle spielen: anziehende Farbe, angenehme Beschaffenheit, angemessenes Gewicht, verschiedenste interessante Formen, relativ große Anzahl der Fundorte, recht gute Verdaulichkeit, vergleichsweise große Mengen an unterschiedlichsten Nährstoffen, sofortige Verwendbarkeit, beachtliche Einfachheit des Transports, kein Auftreten von Nebenwirkungen – all das und Hunderte anderer genau definierbarer Faktoren beweisen ausreichend meinen klaren Verstand und meine tiefe Erkenntnis, die durch meine weise und wohlüberlegt getroffene Wahl bewußt in die Tat umgesetzt wurde.«

Die Geschichte vom Elefanten im Dunkeln

Diese Geschichte, die zu allen Zeiten in verschiedenen Versionen
erzählt wurde, behandelt ein uraltes Thema:
Unsere Fähigkeit und Unfähigkeit, die Wirklichkeit wahrzunehmen.
Denken Sie dabei nur an den Streit zwischen Schul- und Naturmedizin,
zwischen Psychosomatik und »Maschinen«-Medizin.

Es war einmal vor etwa tausend Jahren und nicht ganz tausend Kilometer von hier, da lebten in einem kleinen, verschlafenen Städtchen Menschen, die noch nie in ihrem Leben einen Elefanten gesehen hatten. Das wäre nicht so schlimm gewesen, wenn da nicht eines Tages ein Zirkus Station am Rande des Städtchens gemacht hätte, um am nächsten Tag weiterzuziehen zu einem Engagement in der fernen Hauptstadt.

Wie ein Lauffeuer verbreitete sich die Nachricht, daß der Zirkus auch einen Elefanten mitführte, der noch dazu zu allerlei Kunststückchen fähig wäre. Da es schon Nacht und der Elefant in einem Zelt eingesperrt war, nahmen einige Männer ihren ganzen Mut zusammen und schlichen sich einer nach dem anderen ins Zelt, um das Geheimnis des Elefanten zu ergründen und sich ein Bild von ihm zu machen.

Der erste bekam im Dunkeln des Zeltes den Rüssel des Elefanten zu fassen und schlich sich wieder davon.

Der zweite ertastete ein Bein.

Der dritte befühlte seinen Schwanz.

Der vierte Abenteurer ergriff sein Ohr, strich mit der Hand darüber und machte sich dann auch aus dem Staub.

Am nächsten Tag, der Zirkus war schon in aller Frühe wieder aufgebrochen, standen die Männer auf dem Marktplatz und begannen sich lauthals ihres Mutes zu brüsten:

Der erste sprach: »Hiermit verkünde ich euch: Der Elefant ist wie ein elastisches, biegsames Rohr. Nichts was ihr zu fürchten braucht, nichts Besonderes, ohne großen Wert. Unsere Feuerwehrschläuche sind von besserer Qualität!«

Der zweite entgegnete: »Infamer Lügner! Der Elefant ist riesig, gewaltig, gefährlich! Er ist wie eine riesige Säule, die einen der unseren mit einer einzigen Bewegung zermalmen kann. Hände weg, sage ich euch! Nur die Mutigsten sollten sich an ihn heranwagen!«

Der dritte kicherte: »Ihr habt gerade den Beweis für Eure Aufschneiderei geliefert. Denn ich war wirklich beim Elefanten. Und ich sage in aller gebührenden Bescheidenheit: Der Elefant ist wie ein Malerpinsel, größer als der unseres Stadtschreibers zugegeben, aber Gefahr geht keine von ihm aus. Gewisse Nutzanwendungen sind nicht auszuschließen. Dies ist mein unanfechtbares Urteil, denn ich habe diese Erfahrung gemacht.«

Der vierte konnte sich nun nicht länger beherrschen: »Pinsel, ha! Pinsel seid ihr alle, ihr Angeber! Der Elefant ist nichts weiter als ein großer Fächer, der zu nichts taugt, als den Damen kühlenden Wind zuzufächeln oder euch Narren die Köpfe zu kühlen!«

Die Stadtbewohner verfolgten mit offenen Augen und Ohren ihren Streit, wandten sich aber nach kurzer Zeit gelangweilt ab und gingen wieder ihrer Arbeit nach.

Wie die Geschichte ausgeht? Wie kommen Sie auf die Idee, sie hätte schon ein Ende?

Die Geschichte von den sieben Brüdern

Die Geschichte von den sieben Brüdern stammt aus Afghanistan.
Sie beschreibt den Zustand der Menschheit und einen Teil des Weges, den sie hinter sich gebracht hat.

Es war einmal ein weiser Mann, der hatte sieben Söhne. Er brachte ihnen alles bei, was er wußte, und das war sehr viel. Seine Söhne waren verständig und lernten gerne, der eine mehr, der andere weniger.

Eines Tages, noch bevor er ihre Erziehung zu einem guten Ende bringen konnte, hatte er eine Vision: Er sah ganz deutlich, ohne jeden Schatten des Zweifels, daß ihr ganzes Land durch eine Katastrophe zerstört werden würde. Er wußte natürlich, daß die Sicherheit seiner Söhne Vorrang hatte gegenüber der Vervollkommnung ihrer Erziehung. Er wußte auch, daß seine Söhne mutige Burschen waren, die keiner Gefahr aus dem Wege gehen würden. Sie würden sich eher der Herausforderung stellen und dabei umkommen, als ihr Heil in der Flucht zu suchen.

Doch der Vater wußte schon, was zu tun war: Er trug jedem seiner Söhne eine schwierige Aufgabe auf. Und jeder sollte sofort abreisen, um die Sache in Angriff zu nehmen. Den ersten schickte er nach Norden, den zweiten nach Süden, den dritten nach Westen und den vierten Sohn nach Osten.

Die drei übrigen Söhne sandte er unbekannten Zielen entgegen.

Er selbst hatte auch einiges zu tun und brach dazu in ein fremdes Land auf, wo er unter Anwendung seines Wissens die Arbeit an einer Aufgabe wieder aufnahm, die er unterbrochen hatte, um seine Söhne zu erziehen.

Nachdem sie ihre Aufträge erledigt hatten, kehrten die ersten vier Söhne wieder an die vertraute Stätte ihrer Jugendzeit zurück und begegneten sich dort. Doch seltsam: Sie erkannten sich gegenseitig nicht wieder. Jeder behauptete von sich, der Sohn seines Vaters zu sein, und keiner glaubte dem anderen. Die Zeit, die Erfahrungen, das Klima, Not und Sorgen, aber auch Genußsucht hatten ihr Werk getan und das Äußere der Männer verändert.

Sie wurden bittere Feinde, und ein jeder war entschlossen, den anderen zu bekämpfen und zu verurteilen – wegen seiner Statur, seines Bartes, seiner Hautfarbe, seiner Sprechweise, denn all dies hatte sich im Laufe der Zeit verändert. So geschah es, daß keiner dem anderen erlauben wollte, den Brief zu öffnen, den ihr Vater für sie zurückgelassen hatte und der die Lösung ihres Problems enthielt und den Abschluß ihrer Erziehung bedeutete.

Der Vater nun hatte das schon vorausgesehen, so groß war seine Weisheit und seine Einsicht in die Natur des Menschen. Er wußte, daß seine Söhne so lange nicht mehr lernen würden, bis sie in der Lage waren, zu erkennen, daß sie sich sehr verändert hatten.

Und wie sieht die Lage heute aus? Nun, zwei der Söhne haben sich gegenseitig erkannt, bleiben aber zögerlich und vorsichtig. Sie haben den Brief geöffnet und versuchen gerade, sich mit der Tatsache anzufreunden, daß alles, was sie bisher für grundlegend und wesentlich gehalten hatten, in Wirklichkeit nebensächlich war. Was sie über viele Jahre hinweg als die Grundfesten ihrer Persönlichkeit betrachteten und hochschätzten, könnte sich nun als eitler und nutzloser Traum erweisen.

Die anderen beiden Brüder beobachten sie und sind nicht überzeugt, daß ihnen diese Erfahrung selber etwas nützt. Sie wollen es ihnen deshalb nicht gleichtun.

Drei Brüder, die sich in andere Himmelsrichtungen aufgemacht haben, sind noch gar nicht zurückgekehrt.

Was die vier anwesenden betrifft, wird es noch eine Weile dauern, bis sie voll und ganz begriffen haben, daß gerade jene Dinge, die ihr Überleben im Exil garantierten – jene Oberflächlichkeiten, die sie nun für wichtig halten – das Erkennen blockieren. Von dieser Erkenntnis sind alle noch weit entfernt. Freundschaft wäre ein Weg dorthin.

Der Ring

Diese Geschichte stammt aus dem 15. Jahrhundert.
Manche schreiben sie Meister Eckhart zu,
sie ist allerdings auch im persischen Sprachraum bekannt.

Es war einmal ein mächtiger und reicher Kaiser, Herrscher über viele Ländereien. Das Wort »Problem« war ihm fremd, das Wort »Schwierigkeit« liebte er, denn »Schwierigkeiten sind das Salz des Lebens« pflegte er zu sagen.

Eines Tages berief er alle weisen Männer und Frauen seines Landes zu sich und sagte: »Seit Tagen hat mich eine seltsame Unruhe befallen und eine innere Stimme sagt mir, daß sie erst dann nachlassen wird, wenn ihr mir einen Ring anfertigt. Dieser Ring soll so beschaffen sein, daß er mich traurig macht, wenn ich glücklich bin, und daß er mich wieder glücklich macht, wenn ich einmal traurig bin.«

Lange Wochen grübelten die Weisesten des Landes, sie berieten sich untereinander, sie versenkten sich in Meditation, bis schließlich das Ergebnis ihrer gemeinsamen Anstrengungen feststand. Sie ließen einen einfachen goldenen Ring anfertigen, der folgende Inschrift trug: *Auch das wird vergehen!*

Das Gleichnis von den habgierigen Söhnen

Diese Geschichte stammt aus dem 11. Jahrhundert und wird dem spanisch-maurischen Kulturkreis zugeschrieben. Sie zeigt, auf welche Weise negative Eigenschaften positiv gewendet werden können.

Es war einmal ein schwer arbeitender und großmütiger Bauer, der mehrere faule und habgierige Söhne hatte. Auf seinem Totenbett sagte er ihnen, sie würden seinen Schatz finden, wenn sie in einem bestimmten Feld danach grüben. Kaum war der alte Mann tot, eilten die Söhne auf die Felder und gruben sie von einem Ende zum anderen um, wobei ihre Anstrengung und ihre Verzweiflung immer größer wurden, weil sie das Gold nicht an der angegebenen Stelle fanden.

Sie fanden überhaupt kein Gold. Als sie einsahen, daß ihr Vater in seiner Großmütigkeit das Gold wohl schon zu Lebzeiten verschenkt hatte, ließen sie von ihrer Suche ab. Schließlich fiel ihnen ein, daß sie das Land, nachdem es vorbereitet war, jetzt auch ebensogut bestellen könnten. Sie bauten Weizen an, der reiche Ernte brachte. Sie verkauften das Getreide und hatten in diesem Jahr einen guten Gewinn.

Nachdem die Ernte eingebracht war, dachten die Söhne darüber nach, ob sie den Schatz vielleicht übersehen hatten, und so gruben sie die Felder aufs neue um, mit dem gleichen Ergebnis.

Nach einigen Jahren hatten sie sich ans Arbeiten und an den Kreislauf des Jahres gewöhnt, dessen Bedeutung sie vorher nicht begriffen hatten. Sie verstanden jetzt die Methode, mit der ihr Vater sie erzogen hatte und wurden redliche und genügsame Bauern. Schließlich waren sie im Besitz von solchen Reichtümern, daß sie nicht länger nach dem verborgenen Schatz fragten.

Die Geschichte vom Schmied, der unschuldig ins Gefängnis kam

Diese Geschichte aus dem 12. Jahrhundert ist von zeitloser Gültigkeit. Sie erzählt von der Situation des Menschen und hat mehrere Bedeutungsebenen.

Es war einmal ein Schmied, der unschuldig ins Gefängnis geworfen worden war. Tag für Tag betete er auf einem Gebetsteppich, den seine Frau für ihn entworfen und geknüpft hatte. Nach einiger Zeit rief er seine Wachen zu sich und sagte: »Ich bin ein Schmied, ein Kunstschmied, wie ihr wißt. Mir geht es schlecht, und weil ich weiß, daß ihr sehr schlecht bezahlt werdet, mache ich euch einen Vorschlag: Ihr besorgt mir Werkzeug und Material, und ich fertige dann kleine Kunstgegenstände und

Dinge des täglichen Gebrauchs an. Ihr verkauft sie auf dem Basar, und wir teilen uns den Profit.«

Die Wachen waren einverstanden, und einige Zeit lang florierte das Geschäft zur beiderseitigen Zufriedenheit.

Eines Morgens wollten die Wachen das Frühstück bringen und fanden die Zellentür offen. Der Schmied war verschwunden.

Ein Jahr später, die Unschuld des Schmiedes hatte sich in der Zwischenzeit herausgestellt, fragte der Mann, der den Schmied seinerzeit ins Gefängnis gebracht hatte, wie er es denn geschafft habe, zu entkommen, welches Zaubers er sich bedient habe. Er antwortete:

»Das war alles eine Frage von Muster, und vom Muster im Muster. Meine Frau ist eine Teppichweberin. Sie hatte den Mann gefunden, der das Schloß zu meiner Zellentür hergestellt hatte. Von ihm erhielt sie das Muster, den Plan im Inneren des Schlosses. Dieses Muster hat sie dann genau in die Stelle des Teppichs eingewebt, auf die ich meinen Kopf fünfmal am Tag zum Beten legte. Ich bin ein Kunstschmied, und das Muster erschien mir wie das Innere eines Schlosses. Danach mußte ich nur noch mit der Gier der Wachen rechnen, die mir sämtliche Materialien zur Verfügung stellten, um einen Schlüssel zu fertigen.«

Geschichten von Mulla Nasrudin

Geschichten von Mulla Nasrudin, dem vollendeten Meister und Narren, werden im Orient seit Jahrhunderten erzählt, um dem Menschen humorvoll einen Spiegel vorzuhalten. Sie enthalten keine »Moral« im üblichen Sinne, sondern funktionieren auf einer tieferen Ebene.

Der Mulla ist krank

Mulla Nasrudin geht es schlecht und so läßt er einen Arzt kommen.

»Was Du brauchst, ist ein gutes Abführmittel«, sagte der Doktor.

»Hm, ich würde gern noch einen weiteren Arzt hören«, sagte Nasrudin.

»Massagen sind hier das probate Mittel«, sagte der zweite Arzt.

»Ruft mir noch einen Doktor!« rief der Mulla.

»Hier hilft nur eine Operation«, sagte der dritte Doktor.

»So könnte es gehen«, sagte der Mulla, »ein Drittel Massage, ein Drittel eines Abführmittels, ein Drittel einer Operation. Das wird mich dann ganz sicher kurieren.«

Mulla Nasrudin und die Musik

Mulla Nasrudin hatte eine wunderschöne Flöte geschenkt bekommen. Er begab sich zu einem berühmten Flötenlehrer und fragte ihn, was er für eine Ausbildung zu bezahlen habe:

»30 Silberstücke für die erste Lektion, 15 für jede weitere«, sagte der Maestro.

»Großartig, glänzend, dann fange ich gleich mit der zweiten Lektion an!« sagte der Mulla.

Der unvernünftige Wasserstrahl

Mulla Nasrudin ist durstig. Auf seiner Wanderschaft entdeckt er ein Wasserrohr, das mit einem hölzernen Korken fest verschlossen ist. Er zieht und zerrt solange daran, bis er herausspringt und der Mulla von einem gewaltigen Schwall Wasser zu Boden geschleudert wird.

»Hoho! Das ist also der Grund dafür, daß sie dich eingeschlossen haben. Aber es scheint, als ob du noch immer nicht zur Vernunft gekommen bist!«

Mulla Nasrudin und die Wäscheleine

Eines schönen Sommernachmittags ruhte sich Mulla Nasrudin in seinem Garten aus. Er war fast eingeschlafen, als er plötzlich in seiner Ruhe gestört wurde und die Nachbarn ihm über den Zaun zuriefen:

»Entschuldige vielmals die Störung, aber wir haben ein Problem, mein lieber Nasrudin. Hättest du die Güte, uns deine Wäscheleine zu leihen? Wie wir sehen, brauchst du sie gerade nicht.«

Schwerfällig richtete sich Nasrudin aus seinem Liegestuhl auf und entgegnete: »Wartet eine Sekunde, ich will meine Frau fragen.«

Nach einer Weile kehrte er mit sorgenvoller Miene zurück und entschuldigte sich, er könne ihre Bitte nicht erfüllen.

»Mir blutet wirklich das Herz, aber stellt euch vor, meine liebe Frau ist gerade dabei, Mehl darauf zu trocknen ...«

»Auf einer Wäscheleine Mehl trocknen?« riefen Herr und Frau Nachbar gleichzeitig aus, »aber das ist doch nicht möglich!«

»Aber sicher«, gab der Mulla mit unschuldiger Miene zurück. »Wenn man keine Lust hat, seine Wäscheleine zu verleihen, kann man sogar Mehl auf ihr trocknen ...«

Der Mulla auf der Jagd

»He, Mulla, wie war es auf der Bärenjagd?«

»Phantastisch, großartig!«

»Und wie viele habt ihr erlegt?«

»Keinen einzigen.«

»Wie kann das dann eine phantastische Jagd gewesen sein?«

»Wenn du so einer wie ich bist, dann ist es einfach phantastisch, keinem Bären begegnet zu sein.«

Plädoyer für die Phantasie

Die heilende Kraft der Imagination

Zum Schluß möchten wir Ihnen eine in vielen Fällen wirksame Methode zur Erweckung der Selbstheilungskräfte des Körpers vorstellen, eine Übung, die auf unserer Fähigkeit beruht, aus den Tiefen unserer Psyche Bilder aufsteigen zu lassen, die symbolhaft den Krankheitsprozeß und die möglichen heilenden Kräfte in uns darstellen. Diese Technik wird Visualisations- oder Imaginationstechnik genannt.

Eigentlich ist sie, in vielfacher Abwandlung, so alt wie die Welt und in vielen Kulturen bekannt. Von der Schulmedizin erstmals propagiert und angewandt wurde sie in den USA. Zu den Spezialisten zählt Dr. Martin L. Rossman, Gründer des *Collaborative Medical Center* in Kalifornien und Mitglied des *Institute for the Advancement of Health*. Er arbeitet seit etwa 16 Jahren therapiebegleitend mit dieser Technik und konnte damit verblüffende Ergebnisse erzielen.

Die folgende Übung basiert auf seinen Erfahrungen und gibt Ihnen die Möglichkeit, Kontakt mit Ihrer Krankheit aufzunehmen und herauszufinden, welche Wurzeln sie hat. Vor allem aber: welche Funktion sie in Ihrem Leben erfüllt. Oftmals entstehen Krankheiten aus der inneren Notwendigkeit heraus, vor etwas fliehen zu wollen oder sich einer Situation oder einer Erkenntnis zu entziehen.

Besonders wenn Sie ein chronisches Leiden haben, könnte das Führen eines Tagebuchs von Vorteil sein, dem Sie dann alle Erfahrungen und Ihre Fortschritte in Zusammenhang mit dieser Übung anvertrauen. Schreiben Sie darin, zeichnen Sie, kleben Sie Zeitungsausschnitte ein – kurz: dokumentieren Sie Ihren Heilungsprozeß.

Noch eine Vorbemerkung: Imagination bedeutet nicht nur »Einbildung«, es geht nicht nur darum, was Sie mit Ihrem geistigen Auge sehen, sondern auch um Gerüche, Geräusche, Gefühle, Empfindungen und Geschmackseindrücke. Nehmen Sie all das wahr, mit Ihrem inneren Auge und Ohr, mit Ihren inneren Sinnen.

Der Übungsablauf

Beginnen Sie, indem Sie sich 20 bis 30 Minuten Freiraum schaffen – keine Telefonate, keine Besuche, keine sonstigen Störungen. Lösen Sie beengende Kleidung, setzen oder legen Sie sich bequem hin. Denken Sie daran, daß Sie sich jederzeit bewegen und Ihre Position verändern können, um es sich noch bequemer zu machen. Wir empfehlen übrigens anfangs das Sitzen, weil hierbei die Gefahr einzuschlafen geringer ist.

Der erste Schritt: einige tiefe Atemzüge, richtige »Loslaß«-Atemzüge, atmen Sie die vergangenen Tage und Wochen aus.

*

Und nun: Während Sie entspannt weiteratmen, sprechen Sie an Ihren Körper eine Einladung aus, sich völlig zu entspannen und loszulassen. Machen Sie eine kurze Reise durch Ihren Körper, beginnen Sie bei den Fußmuskeln und enden Sie mit den Kopf- und Gesichtsmuskeln. Wenn Sie Spannung spüren, die auf bloßes Wahrnehmen hin nicht weichen will, stellen Sie sich vor, Ihr Atem würde durch diese Körperpartien hindurch gehen. Lassen Sie los ...

*

Sie haben bei alledem die Augen geschlossen. Stellen Sie sich nun vor, Sie würden auf einem Floß sitzen, im Wasser, nahe einer Karibikinsel. Das Wasser ist körperwarm und glasklar.

Sie beginnen langsam zu sinken. Und nun: Mit jedem Meter, den Sie tiefer sinken, sagen Sie zu sich selbst: »Ich entspanne mich mehr und mehr ... Alles läßt los ... Wenn ich den Grund erreicht habe, befinde ich mich im Zustand völliger Entspannung. Ich befinde mich im Zentrum meiner Fähigkeit, mich selbst zu heilen. Ein friedvoller Ort.«

Langsam sinken Sie ... Sie werden dabei nicht müde. Ihre Wachsamkeit und Aufmerksamkeit ist nicht getrübt.

*

Wenn Sie den Grund erreicht haben, sind Sie entspannt und hellwach bewußt.

Wenn Sie dazu bereit sind: Konzentrieren Sie sich nun auf das Krankheitssymptom oder das Problem, das Sie bisher gestört hat. Es ist ganz einfach: Richten Sie einfach nur Ihre Aufmerksamkeit wie einen Lichtstrahl im Dunkeln darauf. Bleiben Sie dabei völlig entspannt.

Lassen Sie zu, daß sich Ihr Problem zu einem Bild formt. Ganz wichtig: Akzeptieren Sie das Bild, wie es kommt, ganz gleich, ob es einen Sinn ergibt oder nicht! Ob es Ihnen fremd oder vertraut erscheint. Ob Sie es mögen oder nicht. Nehmen Sie nur wahr und akzeptieren Sie es für den Augenblick. Lassen Sie es deutlicher, lebendiger werden und beobachten Sie es, vorurteilslos und ohne es verändern zu wollen oder einzugreifen.

*

Was geschieht in diesem Bild? ... Was stellt Ihr Problem dar?

Bedenken Sie, daß das »Bild« nicht nur plakativ etwas darstellt, sondern möglicherweise Geruch, Geräusch, Farbe, Form, Dreidimensionalität oder gar Bewegung enthält.

Beobachten Sie nur. Nehmen Sie mit allen inneren Sinnen wahr.

*

Der nächste Schritt: Lassen Sie nun das »Bild des heilenden Prozesses« zu, das Bild der Problemlösung. Und wieder: Lassen Sie es ganz spontan auftauchen, langsam klarer, deutlicher und lebendiger werden.

Beobachten Sie wieder nur. Aus mehreren Perspektiven.

Was ist es an diesem Bild, das Heilung darstellt oder bewirken kann? ...

*

Rufen Sie nun das erste Bild zurück und stellen Sie es dem zweiten gegenüber. Welche Beziehung scheint sich zwischen den beiden zu ergeben, während sie beobachten? ...

Welches scheint größer? ... Welches ist kraftvoller? ...

Wenn das Bild des Problems stärker erscheint, finden Sie heraus, ob Sie das ändern können ...

Stellen Sie sich vor, das Bild vom Heilen wird immer stärker, kraftvoller, lebendiger ...

Stellen Sie sich vor, daß es viel größer, viel stärker ist als das andere ...

*

Stellen Sie sich vor, daß das Bild des Problems sich in das Bild vom Heilen verwandelt ...

Beobachten Sie die Verwandlung ...

Wie läuft sie ab?

Ist es ein augenblicklicher Vorgang, wie beim Kanalwechsel beim Fernsehen, oder läuft er langsam, nach und nach ab? ...

Im letzteren Fall, beobachten Sie, wie er abläuft ...

Achten Sie darauf, ob das, was geschieht, Bezug zu Ihrem Alltagsleben hat ...

*

Beenden Sie die Übung, indem Sie sich direkt und eindeutig auf das Bild vom Heilen konzentrieren ...

Stellen Sie sich vor, daß dies genau an der entsprechenden Stelle in Ihrem Körper geschieht...

Nehmen Sie wahr, ob Sie veränderte Empfindungen an diesem Ort fühlen, während Sie an diesen Heilvorgang denken.

Bekräftigen Sie vor sich selbst: »Dieser Heilungsprozeß wird fortfahren, gleich, ob ich schlafe oder wache, ob ich meinen Alltagsgeschäften nachgehe oder mit Freunden etwas unternehme.«

*

Bereiten Sie sich nun darauf vor, in Ihr normales Wachbewußtsein zurückzukehren. Langsam steigt das Floß vom Grund auf.

Sie werden sich Ihrer Umgebung mehr und mehr bewußt...

Meter um Meter steigen Sie... Das Bild vom Heilen arbeitet weiter.

Wenn Sie die Oberfläche erreicht haben, recken und strecken Sie sich, genießen Sie den Zustand, machen Sie sich daran, alles zu erledigen, was heute noch anliegt.

Wie gehen Sie mit Ihrer Erfahrung um?

Nehmen Sie sich ein wenig Zeit, um sich mit dem Erlebten auseinanderzusetzen. Schreiben Sie es auf. Zeichnen Sie, welche Bilder entstanden sind: sowohl für das Problem wie auch für die »Lösung«. Waren es Bilder mit Bezug zur Wirklichkeit? Oder waren sie symbolischer Natur? Beobachten Sie Ihre Gedanken und Assoziationen in bezug auf die Bilder...

Wenn Sie die Bilder an irgend etwas in Ihrem Leben – Ereignisse, Erlebnisse, Personen – erinnern, halten Sie es fest. Welche Gefühle tauchten in Zusammenhang mit Ihrer Erfahrung auf? Hat sich etwas verändert, was Ihr Problem, Ihr Symptom, Ihre Krankheit betrifft?

Ein Beispiel, wie die Imaginationstechnik bei der Bewältigung von Problemen helfen kann: Als Bild für seine Rückenschmerzen »empfing« ein männlicher Patient von Rossman die klare Ansicht von seinem Geschäftspartner, wie dieser gerade dabei war, ihm ein Messer in den Rücken zu stoßen. In Wirklichkeit war dieser Partner vor einigen Monaten aus ganz verständlichen, persönlichen Gründen aus der Firma ausgeschieden. Das heilende Bild bestand nun darin, daß sich der Patient umdrehte, dem Angreifer das Messer entwand, es dann friedlich zurückgab und ihm dabei klar in die Augen schaute.

Nach der Übung hatte der Patient erkannt, daß er unbewußt Rachegedanken gegen den Partner gehegt hatte, als Reaktion auf einen so empfundenen »Verrat«. Nach dieser Erkenntnis war der chronische Rückenschmerz verschwunden.

Anhang

Empfehlenswerte Literatur

Anatomie und Körperfunktionen:
Robert Schmidt, *Medizinische Biologie des Menschen,* Piper Verlag, München 1983
Gerhard Thews, Ernst Mutschler, Peter Vaupel, *Anatomie, Physiologie, Pathophysiologie des Menschen,* Wissenschaftliche Verlagsgesellschaft mbH, Stuttgart 1982

Wissenschaftliche Psychosomatik:
Arthur Jores, *Praktische Psychosomatik,* Huber Verlag, Stuttgart 1981
Hubert Scharl, *Psychosomatische Medizin,* Pflaum Verlag, München 1985

Streßbekämpfung:
Hannes Lindemann, *Autogenes Training,* Mosaik Verlag, München 1989
Stuart B. Litvak, *Unstress Yourself,* Ross-Erikson-Publishers, Santa Barbara 1980
Hans Selye, *Streß, Bewältigung und Lebensgewinn,* Piper Verlag, München 1988

Vorbeugung, Haltung, Naturheilkunde:
Wilfried W. Barlow, *Die Alexander-Technik,* Kösel Verlag, München 1983
Hans Braun, *Heilpflanzenlexikon für Ärzte und Apotheker,* Gustav Fischer Verlag, Stuttgart 1987
Josef H. Kaiser, *Das große Kneipp-Hausbuch,* Droemer-Knaur Verlag, München 1975
Kinadeter/Möhring/Poppe, *Bausteine für ein positives Mikroklima,* Delphin Verlag, München 1988
Alexander Chaolai Meng, *Traditionelle chinesische Massage,* Haug Verlag, Heidelberg 1981
Tokujiro Namikoshi, *Shiatsu,* Goldmann Taschenbuch Verlag, München 1979
Kasunke Serizawa, *Tsubo,* W & V Biologisch-Medizinischer Verlag, Schorndorf 1979
Jean Valnet, *Aromatherapie,* Wilhelm Heyne Verlag, München 1986

Gesunde Ernährung, Vollwertkost:
Helmut Anemüller, *Das Grunddiät-System – Leitfaden der Ernährungstherapie mit Vollwertnahrung,* Hippokrates Verlag, Stuttgart 1987
Rudolph Ballentine, *Diet and Nutrition,* published by the Himalayan International Institute Honesdale, Pennsylvania/USA 1978
Ibrahim Elmadfa, *Die große Vitamin- und Mineralstofftabelle,* Gräfe und Unzer, München 1984
Winfried Günther, *Das Buch der Vitamine,* Bruno Martin Verlag, Südergellersen 1984
Heinrich Kasper, *Ernährungsmedizin und Diätetik,* Urban und Schwarzenberg, München 1987
Katalyse e.V. (Hrsg.), *Das Ernährungsbuch – Lebensmittel und Gesundheit,* Kiepenheuer und Witsch, Köln 1986
v. Koerber, Leitzmann, Männle (u. a.), *Vollwert-Ernährung,* Haug Verlag, Gießen 1984
UGB (Verband für Unabhängige Gesundheitsberatung), *Vollwert-Ernährung zum Überleben, -legen,* Gießen 1985
Neben der Herausgabe einer Fachzeitschrift für Gesundheitstraining (UGB-Forum) tut sich die UGB mit einer Vielfalt von Aktivitäten – Seminare, Kongresse, Fortbildungskurse und Publikationen – auf dem Gebiet der Gesundheitsvorsorge hervor. Über sie kann

auch die ausführliche Vollwertkost-Tabelle, die wir in diesem Buch teilweise übernommen haben, bezogen werden:
UGB
Keplerstraße 1
6300 Gießen
Tel. 0641/77785

Rainer Wallbaum, *Vollwert ist mehr wert*, Knaur Verlag, München 1988

Medizin für die Psyche:

Arthur Deikman, *Therapie und Erleuchtung*, Rowohlt Verlag, Hamburg 1986

Ron Fischer, *Die Spione des Herzens*, Knaur Verlag, München 1989

ders., *The Healing Brain*, Macmillan Limited, London 1988

Robert Ornstein, *Psychologie des Bewußtseins*, Fischer Verlag, Köln 1988

Idries Shah, *Die fabelhaften Heldentaten des unvergleichlichen Meisters und Narren Mulla Nasrudin*, Herder Verlag, Freiburg 1985

ders., *Der glücklichste Mensch*, Herder Verlag, Freiburg 1986

Gary Zukav, *Die tanzenden Wu-Li-Meister*, Rowohlt Verlag, Hamburg 1985

Quellenverzeichnis

Franz Alexander, *Psychosomatische Medizin*, de Gruyter Verlag, Berlin 1971

Ulf Böhmig, *Kopfschmerz und Migräne*, Ovac Verlag, Wien 1988

Christoph Brechtel, *BIO-RELAX für Führungskräfte*, WEKA-Verlag Fachverlag für Verwaltung und Industrie, Kissing 1979

Bräutigam & Christian, *Psychosomatische Medizin*, Thieme Verlag, Stuttgart 1986

Hoffmann-La Roche GmbH (Hrsg.), Wissenschaftlicher Dienst, *Von der Emotion zur Läsion*, Grenzach 1968

Josef H. Kaiser, *Das große Kneipp-Hausbuch*, Droemer-Knaur, München 1975

Jane Madders, *Entspannung bei Streß*, Hippokrates Verlag, Stuttgart 1983

Peters & Pollak, *Vom Kopfschmerz kann man sich befreien*, Goldmann Verlag, München 1978

Felix Riemkasten, *Die Alexander-Methode*, Haug Verlag, Heidelberg

Warning & Warning-Pape, *Was tun bei Kopfschmerz und Migräne*, Kneipp-Verlag, Bad Wörishofen, 1977